RECEITAS PARA TODOS
ECONOMIA DOMÉSTICA EM TEMPOS DE CRISE
Bagaços, Cascas, Folhas, Sementes, Sobras e Talos

NUTRIÇÃO

Outros livros de interesse

Abdala — Nutrição no Envelhecer
Akamine — Terapia Nutricional Parenteral
Almeida — Diabetes Mellitus — Uma Abordagem Simplificada para Profissionais da Saúde
Alves — Dicionário Médico Ilustrado Inglês-Português
Andréia Ramalho — Alimentos e Sua Ação Terapêutica
Andréia Ramalho — Fome Oculta
APM-SUS — O Que Você Precisa Saber sobre o Sistema Único de Saúde
APM-SUS — Por Dentro do SUS
Asbran — Dicionário Brasileiro de Nutrição
Atala — UNIFESP — Manual do Clínico para o Médico Residente
Bello, Macedo e Palha — A Criança Que Não Come — Guia de Tratamento e Prevenção
Benzecry — Tabela para Avaliação de Consumo Alimentar em Medidas Caseiras 5ª ed.
Bicalho Lana — Leite Materno — Como Mantê-lo Sempre Abundante — 2ª ed.
Bicalho Lana — O Livro de Estímulo à Amamentação — Uma Visão Biológica, Fisiológica e Psicológico-Comportamental da Amamentação
Brandão Neto — Prescrição de Medicamentos em Enfermaria
Busnello — Aspectos Nutricionais no Processo do Envelhecimento
Ancona e Brasil — Nutrição Dietética em Clínica Pediátrica
Camargo — Técnica Dietética — Seleção e Preparo de Alimentos — Manual de Laboratório
Carneiro — A Obesidade sob a Visão de um Psiquiatra
Carvalho Argolo — Guia de Consultório - Atendimento e Administração
Carvalho Costa — Interpretação de Exames Bioquímicos
Chagas — Nutrição Enteral e Parenteral na UTI — Vol. 11 — Série AMIB
Chemin — Cardápios — Guia Prático para sua Elaboração
Costa Orlando — UTI's Contemporâneas
Dan — Dieta, Nutrição e Câncer
Dan — Guia Básico de Terapia Nutricional
Dan — Nutrição Oral, Enteral e Parenteral na Prática Clínica 3º ed. (2 vols.)
De Angelis — Alergias Alimentares
De Angelis — Fisiologia da Nutrição Humana Aplicada
De Angelis — Fome Oculta — Bases Fisiológicas para Reduzir seu Risco Através da Alimentação Saudável
De Angelis — Importância de Alimentos Vegetais na Proteção da Saúde 2ª ed.
De Angelis — Riscos e Prevenção da Obesidade
Del Ciampo — Puericultura — Princípios e Prática: Atenção Integral à Saúde da Criança 2ª ed.
Dias Rego — Aleitamento Materno 2ª ed.
Dias Rego — Guia de Aleitamento Materno - 2ª ed.
Eguti — Manual de Procedimentos de Nutrição e Dietética
Evangelista — Alimentos — Um Estudo Abrangente
Evangelista — Dicionário Técnico de Nutrição
Evangelista — Tecnologia de Alimentos 2ª ed.
Farret — Nutrição e Doenças Cardiovasculares
Feferbaum — Nutrição do Recém-Nascido
Fisberg — Obesidade na Infância e na Adolescência
Franco — Tabela de Composição Química dos Alimentos 9ª ed.
Franco e Chaloub — Dietas, Receitas e Valores Calóricos — Propriedades Gerais dos Alimentos 3ª ed.

Freitas — Alimentos com Alegação Diet ou Light
Garrido — Sociedade Brasileira de Cirurgia Bariátrica — Cirurgia da Obesidade
Gerude — O Que Você Deve Saber sobre Dietas, Vitaminas, Sais Minerais e Ortomolecular
Gerude, Pires, Alves e Mannarino — Terapia Nutricional
Gombossy e Landgraf — Microbiologia dos Alimentos
Goulart Duarte — Avaliação Nutricional: Aspectos Clínicos e Laboratoriais
InCor — Manual de Dietoterapia e Avaliação Nutricional — Serviço de Nutrição e Dietética do Instituto do Coração (HC-FMUSP)
Isosaki — Dietoterapia & Avaliação Nutricional
Kac — Epidemiologia Nutricional
Lancha Jr. — Nutrição e Metabolismo Aplicados à Atividade Motora
Lopes dos Santos — Guia Prático de Dietas Enterais
Maculevicius — Manual de Organização do Lactário
Mandelbaum Garcia — Atendimento Sistematizado de Nutrição
Marcopito Santos — Um Guia para o Leitor de Artigos Científicos na Área da Saúde
Marinho — Como Amamentar o Seu Bebê
Marinho — Desvendando os Mistérios da Amamentação
Matos Ikemori — Manual de Dietas do Hospital do Câncer A. C. Camargo
Matsudo — Atividade Física e Obesidade
Medirest — Manual das Dietas Hospitalares
Merino — O Livro de Doces-Receitas para Diabéticos e Dietas de Baixa Caloria
Milech e Oliveira — Diabetes Mellitus — Clínica, Diagnóstico e Tratamento Multidisciplinar
Morales — Terapias Avançadas — Células Tronco
Moura — Dicionário de Culinária e Termos Afins — Inglês-Português/Português-Inglês
Natacci Cunha — Transtorno Alimentares
Nivaldo Pinho — Manual de Nutrição Oncológica — Bases Clínicas
OHT (One-Hundred Trading) — Contagem de Carboidratos — mais Fácil que Contar até 3
Olganê — Nutrição Humana — Auto-avaliação e Revisão
OMS (Organização Mundial de Saúde) — Manual de Necessidades Nutricionais Humanas
Palermo — Bioquímica da Nutrição
Pons Telles — Terapia Nutricional do Paciente Crítico — Uma Visão Pediátrica
Reggiolli — Planejamento de Cardápios e Receitas para Unidades de Alimentação e Nutrição
Reggiolli e Benedicto — Manual de Dietas para o Restaurante Industrial
Ribeiro — A Dieta Ideal para o Emagrecimento
Ribeiro Benevides — Tabela Centesimal de Alimentos Diet e Light
Ricco, Del Ciampo e Nogueira — Aleitamento Materno — Passagens e Transferência Mãe-Filho
Riedel — Controle Sanitário dos Alimentos 3ª ed.
Sampaio e Sabry — Nutrição em Doenças Crônicas
Série Ciência, Tecnologia, Engenharia de Alimentos e Nutrição
Série Manuais Técnicos para o Restaurante Comercial
Vol. 1 Lôbo — Estrutura e Organização do Restaurante Comercial; Vol. 2 Pimentel — Alimentos — Administrando o Restaurante
Settineri — Nutrição e Atividade Física
Silveira — Nutrição — Coletânea de Perguntas e Respostas para Concursos
Silva Zamberian — Manual de Dietas Hospitalares em Pediatria (Instituto da Criança)
SPSP — Cardoso — Temas em Nutrição
Vincent — Internet — Guia para Profissionais da Saúde 2ª ed.
Xenon — Xenon 2008 — O Livro de Concursos Médicos (2 vols.)

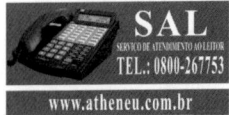

SAL
SERVIÇO DE ATENDIMENTO AO LEITOR
TEL.: 0800-267753
www.atheneu.com.br

RECEITAS PARA TODOS
ECONOMIA DOMÉSTICA EM TEMPOS DE CRISE

Bagaços, Cascas, Folhas, Sementes, Sobras e Talos

Coordenadores

MARIA AUXILIADORA SANTA CRUZ COELHO

SARA BELLA FUKS

PATRÍCIA FONSECA DOS REIS

Colaboradores

BRUNA FERREIRA ANTUNES

DANIELLA FERREIRA BARREIROS

JULIA MANSUR RODRIGUES

LILIAN PATRÍCIA DA SILVA

MARCELLA PEIXOTO SPERDUTO

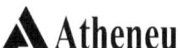

São Paulo • Rio de Janeiro • Belo Horizonte

EDITORA ATHENEU	São Paulo — Rua Jesuíno Pascoal, 30 Tels.: (11) 2858-8750 Fax: (11) 2858-8766 E-mail: atheneu@atheneu.com.br
	Rio de Janeiro — Rua Bambina, 74 Tel.: (21) 3094-1295 Fax: (21) 3094-1284 E-mail: atheneu@atheneu.com.br
	Belo Horizonte — Rua Domingos Vieira, 319 — Conj. 1.104

CAPA: Paulo Verardo

PRODUÇÃO EDITORIAL/ DIAGRAMAÇÃO: Fernando Palermo

Dados Internacionais de Catalogação na Publicação (CIP)
(Câmara Brasileira do Livro, SP, Brasil)

Receitas para todos: economia doméstica em tempos de crise: bagaços, cascas, folhas, sementes, sobras e talos/coordenadores Maria Auxiliadora Santa Cruz Coelho, Sara Bella Fuks, Patrícia Fonseca dos Reis. -- São Paulo : Editora Atheneu, 2009.

Vários autores.
Vários colaboradores.
ISBN 978-85-388-0061-3 1.

Culinária 2. Estilo de vida 3. Saúde - Aspectos nutricionais 4. Saúde - Promoção I. Coelho, Maria Auxiliadora Santa Cruz. II. Fuks, Sara Bella. III. Reis, Patrícia Fonseca dos.

09-08189   CDD-613.2

Índices para catálogo sistemático:
1. Alimentação: Receitas especiais: Promoção da saúde   613.2

COELHO, M. A. S. C.; FUKS, S. B.; REIS, P. F.
Receitas para Todos. Economia Doméstica em Tempos de Crise. Bagaços, Cascas, Folhas, Sementes, Sobras e Talos

©Direitos reservados à EDITORA ATHENEU – São Paulo, Rio de Janeiro, Belo Horizonte, 2009.

AUTORES

BRUNA FERREIRA ANTUNES
Nutricionista do Instituto de Hematologia Siqueira Cavalcante (Hemorio). Pós-Graduada em Nutrição Clínica pela UNIRIO.

DANIELLA FERREIRA BARREIROS
Pós-graduanda em Segurança Alimentar e Qualidade Nutricional pelo Centro Federal de Educação Tecnológica de Química (CEFETEQ-RJ), Nutricionista graduada pela Universidade Federal do Estado do Rio de Janeiro (UNIRIO) e Acadêmica Bolsista do Centro Municipal de Saúde João Barros Barreto/RJ (2007)

JULIA MANSUR RODRIGUES
Nutricionista pela Universidade Federal do Rio de Janeiro (UFRJ)

LÍLIAN PATRÍCIA DA SILVA
Nutricionista pela Universidade Federal do Rio de Janeiro (UFRJ). Acadêmica Bolsista do Centro Municipal de Saúde Waldyr Franco/RJ (2007)

MARCELLA PEIXOTO SPERDUTO
Nutricionista pela Universidade Federal do Rio de Janeiro (UFRJ)

MARIA AUXILIADORA SANTA CRUZ COELHO
Professora Adjunta, da Universidade Federal do Rio de Janeiro (UFRJ), Professora Titular da Universidade Federal Fluminense (UFF), Doutora em Ciência dos Alimentos pela Universidade de São Paulo (USP), Mestre em Nutrição em Saúde Pública pela Universidade Federal de Pernambuco (UFPE) e Nutricionista graduada pela Universidade Federal de Pernambuco (UFPE)

Patrícia Fonseca dos Reis
Nutricionista do Centro Municipal de Saúde João Barros Barreto/ RJ, Nutricionista do Hospital Universitário Pedro Ernesto, Mestre em Fisiopatologia Clínica e Experimental pela Universidade do Estado do Rio de Janeiro (UERJ), Especialista em Nutrição Clínica pelo Instituto de Pós-graduação Médica Carlos Chagas e Nutricionista graduada pela Universidade do Estado do Rio de Janeiro (UERJ)

Sara Bella Fuks
Nutricionista do Centro Municipal de Saúde João Barros Barreto/RJ, Nutricionista Clínica, Especialista em Saúde Pública pela Universidade São Camilo e Nutricionista graduada pela Universidade Federal do Estado do Rio de Janeiros (UNIRIO)

PREFÁCIO

A realidade urbana brasileira é marcada por vários problemas socioambientais, dos quais sem dúvida a questão da fome e da miséria e a produção excessiva de lixo, ocasionada pelo desperdício de alimentos são dois lados da mesma moeda.

O Instituto Brasileiro de Geografia e Estatística (IBGE) e Instituto de Pesquisa Econômica Aplicada (IPEA) apresentam dados alarmantes: existem 44 milhões de brasileiros em situação de fome; 44% de tudo que é plantado se perde entre colheita, transporte, industrialização, processamento e varejo; nos domicílios, de tudo que é comprado, 20 a 30% vão parar no lixo; o consumidor aproveita apenas 40% dos alimentos vegetais adquiridos.

Isso nos mostra que, em relação à alimentação, temos ainda muito o que fazer. Nossa população convive com carências nutricionais provocadas tanto pela deficiência como pela má utilização do alimento. Utilizar o alimento em sua totalidade significa mais do que economia, significa utilizar os recursos disponíveis sem desperdício, significa respeitar a natureza, e, principalmente, alimentar-se extraindo dos alimentos o que de melhor eles podem nos oferecer.

A coletânea *"Receitas para Todos – Economia Doméstica em Tempos de Crise: Bagaços, Cascas, Folhas, Sementes, Sobras e Talos"* foi elaborada por profissionais de saúde preocupados com a promoção da alimentação saudável e tem como objetivo divulgar receitas de preparações simples e acessíveis que aproveitem integralmente os alimentos. Vem para desmistificar a ideia de que o aproveitamento integral dos alimentos é prática para população de baixa renda, pois dá ênfase ao valor nutricional dos alimentos, que está concentrado em cascas, talos, folhas e sementes, importantes para todos; não importando a classe social.

Esta coletânea, portanto, destina-se a todos os interessados em realizar uma alimentação com mais qualidade, aproveitando tudo o que os alimentos podem fornecer, tendo como diferencial a utilização, além de outras fontes, da cultura popular, com ênfase nos hábitos alimentares relatados por usuários de um Centro Municipal de Saúde.

Profa. Dra. Lucileia Granhen Tavares Colares
Universidade Federal do Rio de Janeiro,
Instituto de Nutrição Josué de Castro
Grupo de Pesquisa e Extensão em Resíduos Sólidos em UAN

AGRADECIMENTOS

Ao Centro Municipal de Saúde João Barros Barreto pelo apoio e oportunidade de aplicação e divulgação da prática profissional.

A Dra. Mônica, ex diretora do C.M.S. João Barros Barreto pelo apoio e incentivo constante.

À Secretaria Municipal de Saúde do Rio de Janeiro, ao Instituto de Nutrição Annes Dias, ao Instituto de Nutrição da UFRJ e à Faculdade de Nutrição da UNIRIO por terem proporcionado a viabilização do estágio em Nutrição Social e Aplicada nesta unidade de saúde.

Aos nossos amigos usuários do Serviço de Nutrição do C.M.S. João Barros Barreto que no convívio diário, nos estimularam a sistematização do conhecimento aplicado neste livro.

Ao Instituto de Nutrição da UFRJ pela oportunidade de disponibilizar a equipe formada pela supervisora e alunos.

Aos nossos familiares pela alegria que nos proporcionam a cada dia, amenizando as dificuldades do nosso trabalho.

SUMÁRIO

Introdução, 17

Cuidados no Preparo e na Manipulação dos Alimentos, 21

1 Preparações com Bagaços, 25
  SALGADOS
    Bife de soja, 27
    Bolinhos de milho verde, 28,
    Carne de caju, 28
    Creme de pepino, 29
    Empadão de milho, 29
    Pão de milho, 30
  DOCES
    Bolo de bagaço de milho verde, 31
    Bolo de laranja com casca e bagaço, 31
    Geleia de tangerina, 32
    Geleia de toranja, 32
    Leite de coco, 33
    Pudim de abacaxi, 34
    Recheio de bagaço de laranja, 34

2 Preparações com Cascas, 35
  SALGADOS
    Arroz com cascas de laranja, 37
    Arroz tropical, 38
    Assado de batatas com cascas de chuchu, 38
    Assado de cascas de chuchu, 39
    Barquinha de frango, 39
    Batata frita com casca, 40
    Bifinhos de cascas de abobrinha e berinjela, 40
    Bolinhas de batata-doce, 41
    Bife com cascas de banana, 41
    Bolinhos de cascas de batata, 42

Carne ao creme de maracujá, 42
Cascas de banana à napolitana, 43
Creme de cascas de moranga, 44
Croquete de cascas de aipim, 44
Dobradinha com cascas de abóbora, 45
Ensopadinho de entrecascas de melancia, 45
Ensopado de cascas de mamão, 46
Farofa de banana com casca, 46
Farofa rica, 47
Molho de cascas de berinjela, 48
Moussaka de melancia, 48
Palmito de aipim, 49
Pão de cascas de banana, 49
Pasta de berinjela, 50
Pescada com cascas de mamão, 50
Polenta com molho verde, 51
Purê de cascas de maracujá, 51
Quibe de abóbora com casca, 52
Quiche de cascas de abóbora, 52
Refogado de cascas de abóbora, 53
Risoto laranja, 54
Rolê de frango com cascas de manga, 54
Salada de cascas de abóbora, 55
Salada de cascas de maracujá, 55
Salada de macarrão, 56
Salada saborosa, 56
Salpicão verde, 57
Sopa agridoce, 57
Sopa de cascas, 58
Sopa à pizzaiolo, 59
Suflê de cascas de abóbora, 59
Suflê de cascas de beterraba, 60
Suflê de cascas de legumes, 60
Tabule de cascas, 61

Doces

Bananada de cascas, 63
Bananada integral, 63
Biscoito de cascas de limão, 64
Bolo de cascas de abacaxi, 64
Bolo de cascas de abóbora com chocolate, 65
Bolo de cascas de banana, 66
Bolo de cascas de frutas (1), 66
Bolo de cascas de frutas (2), 67
Bolo de cascas de maçã, 67

Bolo de laranja com casca, 68
Brigadeiro de cascas de banana, 68
Chá de cascas de maçã, 69
Chá de frutas, 69
Coquetel de Natal, 70
Cocada da entrecasca da melancia, 70
Crostata de cascas de legumes e frutas, 71
Doce de cascas de abacaxi, 71
Doce de cascas de abóbora, 72
Doce de cascas de banana, 72
Doce de entrecasca de jaca, 72
Doce de cascas de laranja, 73
Doce de cascas de mamão, 73
Doce de cascas de maracujá, 74
Doce de cascas de mexerica, 74
Doce das cascas de tangerina, 75
Doce das entrecascas do maracujá, 75
Doce de polpa branca da melancia, 75
Doce multimistura, 76
Docinho de cascas de abacaxi com coco, 76
Fanta laranja caseira, 77
Fanta uva caseira, 77
Gelatina de banana, 78
Geleia de cascas de banana, 78
Geleia de cascas de legumes e frutas, 79
Geleia de cascas de maçã e pêssego, 79
Geleia de cascas de mamão, 80
Geleia de cascas de melão, 80
Kri-kri de laranja (tangerina, limão), 80
Mariola de cascas de banana, 81
Panetone de liquidificador, 82
Pão doce de abacaxi, 82
Pastel doce de abacaxi, 83
Pavê de cascas de tangerina, 84
Pudim de goiaba com casca, 85
Pudim de pão e abacaxi, 85
Refrescante caseiro, 86
Refresco de cascas de melão, 86
Suco de cascas de frutas, 87
Suco de cascas de laranja, 87
Suco de maracujá, maçã e camomila, 87
Torta mousse das cascas do maracujá, 88

3 Preparações com Folhas, 89

SALGADOS

Berinjelas refogadas com folhas de beterraba, 91
Bolinhos de arroz com folhas, 92
Bolinhos de folhas de beterraba, 92
Bolinhos de folhas de brócolis, 93
Charuto econômico, 93
Creme de folhas de couve-flor, 94
Creme de folhas de rabanete, 95
Esfihas com recheio de folhas, 95
Esfihas de folhas de couve-flor, 96
Farofa de folhas e talos, 97
Farofa multimistura de folhas, 97
Feijoada de folhas, 98
Folhas de couve-flor gratinadas, 99
Folhas refogadas, 99
Lasanha de panqueca rosa, 100
Folhas ao trigo para quibe, 101
Omelete de flor de abóbora, 101
Panqueca verde, 102
Pastelão de vegetais e folhas, 102
Polenta nutritiva, 103
Quiche de folhas de rabanete com queijo, 104
Refogado de folhas, 105
Rocambole de folhas e talos, 105
Salada de folhas de beterraba, 106
Sanduíche com folhas de repolho, 106
Sopa colorida e nutritiva, 107
Suflê de folhas, 107
Tempurá brasileiro, 108
Torradas revestidas com folhas de cenoura, 109
Torta salgada com recheio de folhas, 109

4 Preparações com Sementes, 111

SALGADOS

Cenouras com hortelã e sementes de abóbora, 113
Moqueca de sementes de jaca, 113
Pesto de salsinha com sementes, 114
Picadinho com caroços de jaca, 114
Risoto de caroços de jaca, 115
Tira-gosto de sementes, 116

Doces
 Biscoitos (tipo *cookies*) de semente de abóbora, 117
 Biscoitos sequilhos de sementes de abóbora, 118
 Bolo de cascas de cenoura e sementes
  de abóbora, 118
 Bolo de caroços de jaca cozidos, 119
 Cuscuz de sementes de jaca, 119
 Maçã da felicidade, 120
 Paçoca multimistura de sementes, 120
 Paçoca de sementes de abóbora, 121
 Pão de fubá com sementes de abóbora, 121

5 Preparações com Sobras de Alimentos, 123
 Salgados
  Abobrinha saborosa, 125
  Almeirão com sobras de arroz, 126
  Almôndegas de arroz, 126
  Almôndegas de feijão, 127
  Almôndegas ao molho de mamão, 127
  Arroz colorido, 128
  Assado de purê, 128
  Bolinho de arroz, 129
  Bolinho de peixe, 129
  Caldo nutritivo, 130
  Croquete de frango, 130
  Feijão tropeiro, 131
  Moqueca de peixe com massa de banana nanica verde, 131
  Nhoque de arroz, 132
  Nuggets de massa de banana nanica verde e peixe, 133
  Pizza fingida, 133
  Risoto rico, 134
  Rolê de pão, 134
  Salada diferente, 135
  Torta de frango com iscas de pão, 136
  Torta de macarrão, 136
  Virado de quiabo com arroz, 137
 Doces
  Bolo de nata, 139
  Canjica vitaminada, 139
  Doce de feijão, 140
  Manjar de beterraba, 140
  Pudim de pão, 141

6 Preparações com Talos, 143
   SALGADOS
      Abobrinhas recheadas com talos de espinafre, 145
      Arroz enriquecido, 146
      Arroz integral verde gratinado, 146
      Arroz natalino, 147
      Bolinho de talos, folhas ou cascas, 148
      Bolo de pão com talos, 148
      Carne moída com talos, 149
      Croquete de carne com talos, 149
      Empadão de vegetais, 150
      Estrogonofe de brócolis, 150
      Falso tempurá, 151
      Farofa com casca de abacaxi e talos, 152
      Farofa de talos de agrião com farinha milho, 152
      Fatias de beterraba, 153
      Grelhado de talos, 153
      Mugica (de frango ou peixe), 154
      Ovos recheados, 154
      Panquecas com creme de talos e folhas de nabo, 155
      Pão de talos e folhas, 156
      Patê de berinjela com talos, 157
      Patê de talos, 157
      Pizza de talos de brócolis, 158
      Pizza de talos de espinafre e sardinha, 159
      Polenta com talos de salsa à putanesca, 160
      Purê diferente, 161
      Salada de macarrão com talos, 162
      Salsicha ao molho branco, 162
      Sopa de aveia com fubá e talos de espinafre, 163
      Suflê de talos de agrião, 164
      Torta de talos, 164
      Torta salgada de casca de abóbora com
         recheio de talos, 165
      Vinagrete de talos de beterraba, 166
   DOCES
      Biscoito de talos de vegetais, 167
      Canjiquinha com talos, 167
      Creme verde, 168
      Suco vitaminado com talos de agrião, 168

Bibliografia, 169

Índice Remissivo, 171

INTRODUÇÃO

A Alimentação consiste num processo biológico e cultural que se traduz na escolha, preparação e consumo de um ou vários alimentos. O ser humano, por meio da alimentação obtém e absorve todos os nutrientes importantes para as suas funções vitais.

O desconhecimento dos princípios nutritivos dos alimentos, bem como o seu não aproveitamento, ocasionam o desperdício de toneladas de recursos alimentares.

A forma mais comum de desperdício caseiro é a distorção no uso dos alimentos. Talos, folhas e cascas são, muitas vezes, mais nutritivos do que as partes dos alimentos que estamos habituados a comer.

A utilização dos alimentos em sua totalidade significa, mais do que economia, uma forma de usar os recursos disponíveis sem desperdício: reciclar, respeitar a natureza e alimentar-se bem, com prazer e dignidade.

O combate ao desperdício pode começar de maneira bem simples, como pelo aproveitamento total dos alimentos, além do planejamento do que se coloca no prato (para não precisar jogar fora) e da programação do consumidor antes de ir ao supermercado ou a outro estabelecimento (para comprar apenas o necessário).

Esse conceito deve ser realizado no dia a dia por qualquer pessoa, independentemente de sua classe social ou econômica. Isso significa eliminar alguns preconceitos alimentares, como, por exemplo, o de que esse tipo de alimentação é somente usado em programas sociais voltados para populações de baixa renda, e que não levam em conta o valor nutricional de alguns alimentos, que quase sempre está concentrado nas cascas, folhas, sementes, talos e bagaços.

Estudos do Instituto de Pesquisa Econômica Aplicada (IPEA, 2005) apontam que existem milhões de brasileiros vivendo na chamada situação de indigência, de extrema pobreza. Estatísticas demonstram ainda que grandes quantidades de alimentos em condição de consumo, enviadas para lixeiras domiciliares, seriam suficientes para alimentar 19 milhões de pessoas, com três refeições por dia. O motivo principal, segundo pesquisadores, é a falta de informação sobre as possibilidades de utilização dos alimentos, incluindo-se aí cascas, talos, folhas e ramas desprezadas.

O desperdício é um sério problema a ser resolvido na produção e distribuição de alimentos, principalmente nos países subdesenvolvidos ou em desenvolvimento. as perdas não ocorrem somente em plantações, transporte e armazenamento inadequados, mas também no preparo incorreto dos alimentos, visto que, para evitar perdas de nutrientes, pode-se aproveitar a água de cocção dos alimentos nos mais variados preparos, utilizar cortes dos alimentos adequados durante o pré-preparo, entre outras técnicas dietéticas.

Antigamente, as pessoas tinham uma relação natural com o ambiente.

A maioria vivia no campo, conhecia as plantas venenosas, criava pequenos animais e plantava verduras, frutas, arroz, feijão, milho e mandioca.

O contato com os alimentos permitia o seu melhor aproveitamento e as informações passavam de geração em geração.

Atualmente, a alimentação equilibrada é uma das maiores preocupações do nosso cotidiano. Enquanto isso, uma alimentação sadia, rica em nutrientes, que pode ser alcançada com partes dos alimentos que normalmente são desprezadas, está sendo esquecida em detrimento do consumo de grandes quantidades de alimentos industrializados, pobres em vitaminas, minerais e fibras, e ricos em gorduras e açúcares prejudiciais ao organismo humano.

Maluf e cols. dizem que o Brasil ostenta hoje um dos quadros mais preocupantes de insegurança alimentar em todo o mundo, onde milhões de pessoas passam fome e parte significativa de sua população carece de uma alimentação quantitativa e qualitativamente adequada. O reconhecimento de que a incapacidade de acesso é o principal fator determinante do atual quadro de insegurança alimentar no Brasil não deve servir para que se subestime a importância das políticas que assegurem a disponibilidade de alimentos. Para que haja segurança alimentar é necessário que a disponibilidade de alimentos seja suficiente, gerando-se uma oferta capaz de atender às necessidades de consumo de toda a população.

Por outro lado, o sistema alimentar deve ser estável, não sofrendo, ao longo do tempo, flutuações na oferta e na demanda de alimentos que ameacem o adequado atendimento daquelas necessidades alimentares.

Deve, também, possuir uma autonomia de tal ordem, que não faça este sistema alimentar depender incondicionalmente de importações para suprir a demanda de alimentos.

Assao e cols. destacam, como um dos entendimentos em segurança alimentar, "aproveitar e não desperdiçar". Nessa categoria, enfatiza-se a possibilidade de as pessoas estarem sempre aproveitando o máximo possível dos alimentos, oferecendo melhores condições de sobrevivência.

É opinião consensual que a utilização de técnicas adequadas de beneficiamento e de aproveitamento integral constitui uma alternativa que merece destaque no combate ao desperdício de alimentos.

A partir disso, a utilização integral dos alimentos torna-se uma ferramenta na complementação da dieta convencional diante da conscientização do aproveitamento total dos alimentos. Por meio da educação nutricional é possível modificar e melhorar o quadro alimentar atual do Brasil.

As receitas apresentadas a seguir são apenas uma pequena amostra do que pode ser feito se soubermos utilizar aquilo que iria para o lixo.

Bagaços, cascas, folhas, sementes, sobras e talos podem dar um sabor especial às receitas convencionais, resultando em produtos saborosos, de baixo custo e altamente nutritivos.

Cabe ressaltar que esta coletânea refere-se, entre outras fontes, à cultura popular brasileira com ênfase nos hábitos relatados pelos usuários de um centro municipal de saúde localizado na cidade do Rio de Janeiro, ponto inicial no desenvolvimento deste livro.

CUIDADOS NO PREPARO E NA MANIPULAÇÃO DOS ALIMENTOS

Os alimentos podem causar doenças ao homem por intermédio da ação de micro-organismos e substâncias químicas. As bactérias são as maiores causadoras de doenças por contaminação alimentar, ocorrendo principalmente quando há umidade, e em temperatura ambiente, entre 20 e 45 °C. Por esse motivo, recomenda-se manter os alimentos em temperaturas inferiores a 10 °C (geladeira/freezer) ou superiores a 65 °C (cozimento dos alimentos).

Além disso alguns cuidados de higiene visam eliminar ou reduzir os micro-organismos em níveis seguros, evitando que eles causem doenças em quem consumir os alimentos contaminados.

Estão mencionados abaixo alguns cuidados que são fundamentais para manter os alimentos seguros para o consumo:

- ❏ As mãos devem ser bem lavadas com água e sabão (a água sozinha não é eficaz) antes e depois de manusear os alimentos e antes das refeições.

- ❏ As frutas, as verduras e os legumes devem ser higienizadas em água corrente, limpa e tratada e desinfetados com água e hipoclorito de sódio, na seguinte proporção: para um litro de água, utilizar 1 colher de sopa de água sanitária (2% a 2,5%), sem cheiro, sem corante, sem detergente e de procedência confiável. Deixe os legumes, as frutas e as verduras nessa solução por 15 minutos e, em seguida, enxágue-os em água corrente. No caso de usar hipoclorito de sódio, siga as instruções contidas na embalagem.

- ❏ Cozinhe bem os alimentos.

- ❏ Os ovos com a casca rachada não podem ser utilizados. Eles devem ser mantidos fora da embalagem onde são acondicionados quando comprados, dentro da geladeira e não na porta, pois esta parte é menos refrigerada.

- ❏ Os alimentos prontos não devem permanecer em temperatura ambiente por mais de 30 minutos.

❑ Quando comprar os alimentos, coloque por último no carrinho de compras as carnes, peixes, queijos, iogurtes e outros produtos perecíveis que necessitam de refrigeração, pois estes não podem ficar mais de 30 minutos em temperatura ambiente.

❑ Cuidado ao armazenar o alimento, pois quando. mal-armazenado pode estragar-se facilmente. As frutas, as verduras e os legumes devem ser guardados em sacos plásticos, próprios para armazená-los, na parte baixa.da geladeira.

As folhas das verduras devem ser consumidas primeiro porque estragam mais facilmente.

❑ Na geladeira, armazene nas prateleiras superiores alimentos-prontos para o consumo; os semiprontos ou pré-preparados, nas prateleiras do meio, e os produtos crus, nas prateleiras inferiores, separados entre si e dos demais produtos.

❑ Lave com água e sabão os utensílios, tábuas de corte, panelas e pias, mantendo-os bem limpos.

❑ As tábuas de cortar alimentos e as colheres para preparo dos alimentos devem ser de plástico. Use tábuas diferentes: uma para carnes e outra para verduras e legumes.

❑ Ao manipular carne crua e ovos crus, lave bem todos os utensílios utilizados, inclusive a pia com água morna, sabão e uma mistura de água com cloro.

❑ Evite o contato entre alimentos crus e cozidos.

❑ O descongelamento de carnes deve ser feito dentro da geladeira, num recipiente, ou fora da geladeira em um recipiente com água, que deve ser trocada a cada 30 minutos. A carne também pode ser descongelada dentro da panela, com o fogo em temperatura elevada. Não se esqueça que a carne deve estar embalada em plástico próprio.

❑ Não utilize lixeiras em cima da pia para evitar a contaminação de alimentos e/ou louças.

❑ Panos de prato, quando não forem de material descartável, devem ser trocados diariamente. As esponjas de lavar louça devem ser trocadas semanalmente e mantidas sempre secas.

❑ Utilize para o preparo dos alimentos somente água tratada ou fervida.

❑ Não consuma alimentos, que estejam acondicionados em embalagens estufadas, enferrujadas, com vazamentos ou amassadas e fora da validade.

❑ Depois de preparados, os alimentos podem ser reaproveitados em várias preparações gostosas e nutritivas, mas você deve ter todo o cuidado para evitar que se deteriorem.

❑ Guarde o que não for ser consumido sempre em recipientes limpos, secos, tampados, e na geladeira.

Cuidados com os Legumes, as Verduras e as Frutas

❑ Legumes e frutas devem ser lavados inteiros em água corrente. Os que apresentam casca mais rugosa e resistente devem ser esfregados com uma escovinha ou bucha.

❑ As folhas devem ser lavadas uma a uma, dos dois lados, em água corrente. Se consumidas cruas, coloque-as em uma solução clorada por 15 minutos (conforme descrito acima).

❑ Para cozinhar verduras, refogue-as de preferência sem adição de água, para evitar a perda de vitaminas e minerais.

❑ Hortaliças, como repolho, couve-flor e brócolis (com talos e folhas), devem ser cozidas em panela destampada. Sempre que possível, utilize a água da cocção no preparo de arroz, sopa, molho ou outros pratos.

Cuidados com as Sementes

❑ Torrá-las e reservá-las em local seco e arejado.

Cuidados com Farelos de Cereais

❑ Torrá-los para aumentar a digestibilidade e reduzir o risco de contaminação, em especial, para preparações que não vão ao forno ou fogo.

❑ Se guardados em lugares úmidos, podem desenvolver microorganismos. Daí a necessidade de se efetivar um rígido controle de armazenamento. Caso contaminados, os farelos de cereais podem causar sérios danos à saúde.

PREPARAÇÕES COM BAGAÇOS

O bagaço é a parte mais fibrosa do alimento, sendo um grande estimulador do funcionamento intestinal. A maior digestibilidade de algumas frações da fibra do bagaço de laranja, por exemplo, é atribuída, especialmente, a seu alto teor de pectina e carboidratos solúveis.

COMPARAÇÃO DO CONTEÚDO DE MINERAIS E FIBRAS DE FRUTAS COM E SEM O BAGAÇO

Alimento (100 gramas)		Minerais (g)	Fibras (g)
Laranja Bahia	Com bagaço	0,38	2,00
	Sem bagaço	0,37	1,02
Laranja Lima	Com bagaço	0,45	2,20
	Sem bagaço	0,38	0,80
Laranja Pêra	Com bagaço	0,33	1,54
	Sem bagaço	0,31	0,92
Laranja Seleta	Com bagaço	0,38	1,22
	Sem bagaço	0,33	1,01
Tangerina morgote	Com bagaço	0,34	1,32
	Sem bagaço	0,30	0,98
Tangerina poncã	Com bagaço	0,31	0,98
	Sem bagaço	0,33	0,58

"BAGAÇO - TÁ PRA MIM
HOJE ESTOU UM BAGAÇO
MAS MEU AMOR ME QUER MESMO ASSIM
EU COMO O BAGAÇO DO MILHO
E DAS FRUTAS TAMBÉM
MUITO BEM, MUITO BEM!
AH, É ASSIM?
É TÃO BOM ASSIM?
ENTÃO TÁ PRA MIM"

Bagaços

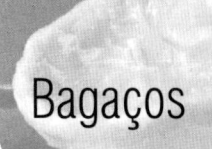

SALGADOS

BIFE DE SOJA

Ingredientes	Quantidades
Grãos de soja	2 xícaras (chá)
Vinagre	1/2 copo
Queijo parmesão ralado	1 xícara (chá)
Farinha de trigo	1 xícara (chá)
Azeite	1 colher (sobremesa)
Ovo	3 unidades
Óleo	para fritar
Pimenta	a gosto
Cheiro verde	a gosto
Orégano ou ervas de preferência	a gosto
Sal	a gosto

Preparo

Deixe os grãos de soja de molho da noite para o dia. De manhã troque a água e bata no liquidificador com bastante água (mais ou menos 2 a 3 litros). Leve ao fogo em panela grande para ferver por 10 minutos. (Mexer sempre, pois derrama como o leite quando ferve). Esfrie, coe e esprema o bagaço em um pano limpo, apertando para sair o leite. Com este, faz-se o tofu (Aquecer até 30° C e acrescentar o vinagre. Deixar de repouso para coagular e depois separar o soro da massa. Temperar com o sal, o azeite, as ervas e a pimenta. Colocar numa fôrma de queijo e gelar). Voltando à massa do bife de soja, juntar ao bagaço coado da soja batida, orégano ou ervas de sua preferência, sal, o queijo ralado, os ovos, a pimenta, a salsa, a cebolinha e a farinha de trigo para dar liga. Pegue uma porção de massa com uma colher (sopa), faça uma bola e amasse para achatar no formato de um bife e frite.

BOLINHOS DE MILHO VERDE

Ingredientes	Quantidades
Bagaço da espiga de milho verde	4 unidades de espiga
Farelo de trigo	2 colheres (sopa)
Fermento em pó	1 colher (sopa)
Sal, pimenta-do-reino e cheiro verde	a gosto
Óleo	para fritar
Farinha de trigo	suficiente para fritar às colheradas

Preparo
Misturar tudo e fritar. O milho deve ser ralado ou batido no liquidificador e passado na peneira. Só se usa o bagaço. A parte líquida pode ser aproveitada para o preparo de curau de milho ou pamonha.

CARNE DE CAJU

Ingredientes	Quantidades
Água	1 litro
Limão	1 unidade pequena
Bagaço de caju	o equivalente a 8 ou 10 unidades (depende do tamanho)
Temperos	a gosto

Preparo
Em uma panela, leve a água ao fogo. Quando ferver, acrescente o limão e o bagaço do caju. Deixe ferver por 5 minutos, escorra e esprema, deixando a carne seca. Use a carne em qualquer receita, com temperos de sua preferência para dar gosto a ela.

CREME DE PEPINO

Ingredientes	Quantidades
Pepino	4 unidades médias
Iogurte natural	2 copos
Alho	1 a 2 dentes
Azeite	1 colher de sopa
Azeitonas pretas	para enfeitar
Sal	a gosto
Páprica	a gosto

Preparo

Colocar o iogurte em um pano de prato sobre uma peneira para escorrer por 2 horas. Descascar e ralar o pepino. Colocar um pouco de sal e deixar descansar 1 hora. Espremer o pepino, escorrendo a água e reservando o bagaço. Juntar o iogurte, que deverá estar bem firme ao bagaço do pepino, o alho amassado, páprica, sal se necessário, e o azeite. Misturar e servir salpicado com páprica (pimentão em pó), enfeitado com azeitonas pretas e um fio de azeite. Sirva com pão sírio.

EMPADÃO DE MILHO

Ingredientes	Quantidades
Leite	1 xícara (chá)
Ovo	l unidade
Água	1 xícara (chá)
Farinha de trigo	2 ½ xícara (chá)
Manjericão	1 colher (sopa)
Queijo ralado	3 colheres (sopa)
Fermento em pó	1 colher (sopa)
Sal	a gosto
Recheio	
Margarina	1 colher (sopa)
Cebola	¾ xícara (chá)
Alho	1 dente
Bagaço de milho	2 xícaras (chá)
Salsa e cebolinha	1 colher (sopa) de cada

Farinha de trigo	2 colheres (sopa)
Leite	1 xícara (chá)
Sal	a gosto
Pimenta do reino	a gosto
Talos diversos	a gosto

Preparo

Bata no liquidificador o leite, o ovo, a água, a farinha de trigo, o sal e o manjericão. Despeje numa vasilha e misture o queijo ralado e o fermento. Para o recheio, derreta a margarina, refogue a cebola e o alho. Acrescente o bagaço de milho e deixe cozinhar por 5 minutos. Coloque a salsa e a cebolinha. Dissolva a farinha de trigo no leite, acrescente ao refogado e cozinhe até engrossar. Por último, junte o restante dos ingredientes e desligue o fogo. Despeje metade da massa em fôrma untada, recheie e cubra com outra metade. Leve para assar em forno médio até dourar. Dica: Enriqueça o recheio com talos de verduras.

PÃO DE MILHO

Ingredientes	Quantidades
Farinha de trigo	2 xícaras (chá)
Queijo ralado	¾ xícara (chá)
Bagaço de milho	2 ½ xícaras (chá) *
Ovo	8 unidades (batidos)
Manteiga	¾ xícara (chá)
Fermento em pó	1 colher (sopa)
Sal	a gosto
Pimenta-do-reino	a gosto

4 xícaras de milho verde refogado com bacon e alho, passados no liquidificador e na peneira.

Preparo

Aqueça o forno em temperatura média. Unte uma fôrma de bolo inglês com azeite. Numa tigela grande, misture a farinha, o queijo e o bagaço de milho. Junte os ovos, a manteiga derretida, o fermento e misture bem. Tempere com sal e pimenta. Transfira a massa para a fôrma e leve ao forno por 40 minutos ou até dourar e, ao enfiar um palito na massa, ele saia limpo. Retire do forno e desenforme. Sirva quente ou em temperatura ambiente.

Bagaços

DOCES

BOLO DE BAGAÇO DE MILHO VERDE

Ingredientes	Quantidades
Manteiga	2 colheres (sopa)
Açúcar	2 xícaras (chá) rasas
Ovo	3 unidades
Farinha de trigo	2 xícaras (chá) cheias
Leite de coco	1 xícara (chá)
Bagaço de milho verde	1 xícara (chá)
Fermento em pó	1 colher (sopa)

Preparo

Bater a manteiga com o açúcar e as gemas até formar um creme. Juntar a farinha, o leite, o bagaço de milho, as claras em neve e o fermento, mexendo delicadamente. Despejar em uma forma untada e assar em forno quente. Dicas: Para fazer este bolo utilize o bagaço que sobrou do mingau de milho verde ou da pamonha

BOLO DE LARANJA COM CASCA E BAGAÇO

Ingredientes	Quantidades
Fermento em pó	1 colher (sopa)
Farinha de trigo	2 xícaras (chá)
Açúcar	2 xícaras (chá)

Óleo	¾ xícara (chá)
Ovo	3 unidades
Laranja	2 unidades médias
Baunilha	a gosto

Preparo

Cortar as laranjas em quatro, retirar as sementes e a parte branca do centro (deixar a casca e o bagaço). Bater no liquidificador as laranjas, o óleo, os ovos, o açúcar e a baunilha. Despejar esta mistura em uma vasilha, acrescentar a farinha de trigo mexendo bem e, por último, o fermento, misturando levemente. Assar em fôrma untada. Se preferir, despejar sobre o bolo quente suco de duas laranjas, adoçado com 2 colheres (sopa) de açúcar.

GELEIA DE TANGERINA

Ingredientes	Quantidades
Tangerina de qualquer tipo (cravo, carioquinha, murgote...)	1,5 kg
Água	12 xícaras (chá)
Açúcar	6 ½ xícaras (chá)

Preparo

Higienize bem as tangerinas. Corte ao meio e esprema o suco. Faça uma trouxinha de pano limpo com todas as sementes e umas 3 colheres (sopa) do bagaço. Amarre bem e coloque numa panela com a água e o suco. Corte em tirinhas todas as cascas das tangerinas e coloque na panela. Ferva até o volume reduzir pela metade Tire a trouxinha, espremendo bem. Junte, então, o açúcar e deixe cozinhar por mais ou menos 1 hora ou até chegar no ponto de geleia. Coloque em vidros fervidos e secos, feche bem e guarde na geladeira.

Para saber o ponto de geleia: Levante a geleia com uma colher, a última gota deve ser grossa e demorar a cair. A geleia quente é molenga e, quando fria, é gelatinosa. Se tiver dúvidas, desligue o fogo, coloque um pouco num copo e deixe na geladeira. Se ainda estiver mole depois de gelada, é porque precisa de mais um tempo de fogo.

GELEIA DE TORANJA

Ingredientes	Quantidades
Toranja	3 xícaras (chá) de polpa (só os gominhos)
Açúcar	1 xícara (chá)
Cravo (opcional)	3 unidades

Preparo

Esprema ligeiramente os gominhos de toranja, junte o açúcar e o cravo, se for usar, e leve ao fogo, mexendo sempre, até o açúcar dissolver e formar um doce cremoso (aqui não vale o ponto de geleia porque tem muita fibra). Além da cor linda e do perfume cítrico muito acentuado, o sabor entre o amargo e o doce fica ótimo com pão, queijos ou com carnes defumadas (neste caso, pode misturar umas rodas de pimenta).

LEITE DE COCO

Ingredientes	Quantidades
Coco	2 unidades médias

Preparo

Limpe os cocos e retire a polpa. Pique-a e bata no processador até obter uma pasta bem ralada. Transfira para um pano, aparando numa tigela e esprema bem, para tirar todo o seu leite. Este leite é chamado de leite grosso. Coloque o bagaço de coco numa tigela e misture com 1 litro de água fervente. Deixe de molho por 30 minutos. A seguir, despeje a mistura num pano, aparando numa tigela. Esprema bem, obtendo o leite fino. Rende 170 mL de leite de coco grosso e 750 mL de leite de coco fino.

O bagaço do coco pode ser aproveitado para fazer doces.

PUDIM DE ABACAXI

Ingredientes	Quantidades
Abacaxi	1 unidade
Água	1 xícara (chá)
Açúcar	3 xícaras (chá)
Leite	½ xícara (chá)
Ovo	4 unidades
Farinha de trigo	3 colheres (sopa)

Preparo

Extraia o suco do abacaxi e misture com a água. Em uma panela, leve ao fogo e deixe por 15 minutos. Acrescente o açúcar e o bagaço do abacaxi e deixe ferver até formar uma calda grossa. Retire do fogo e deixe esfriar. Bata a calda, o leite, os ovos e a farinha de trigo. Despeje em uma forma refratária untada e enfarinhada. Asse em forno moderado.

RECHEIO DE BAGAÇO DE LARANJA

Ingredientes	Quantidades
Bagaço de laranja	4 unidades
Açúcar	6 colheres (sopa) rasas
Gema de ovo	4 unidades
Manteiga	1 colher (sopa)
Creme de leite de soja	500 g

Preparo

Pique o bagaço da laranja em pedaços grandes, coloque numa panela junto do açúcar e das gemas, leve ao fogo e misture. Acrescente a manteiga, mexa bem para dissolver. Deixe esfriar. Bata o creme de leite gelado e misture ao recheio depois de frio.

2 PREPARAÇÕES COM CASCAS

As cascas de frutas e legumes são ricas em micronutrientes como ferro (importante para a imunidade e para a prevenção da anemia), cálcio (fundamental para a formação do esqueleto, para a saúde dos ossos e para várias atividades metabólicas que ocorrem no nosso corpo) e potássio (útil para manter as batidas do coração e os movimentos musculares, além de manter o nível de sódio adequado). O sódio, micronutriente que deve ser consumido com moderação por quem tem tendência à hipertensão, está em menor quantidade nas cascas.

CONTEÚDO DE VITAMINAS EM CASCAS DE VEGETAIS

Casca (100 gramas)	Vit. A (µg)	Vit. B1 (µg)	Vit. B2 (µg)	Vit. B3 (mg)	Vit. C (mg)
De abobrinha	3	43	37	1,357	4,3
De tangerina	42	120	90	0,900	136

COMPARAÇÃO DO CONTEÚDO DE MINERAIS E FIBRAS DE FRUTAS COM E SEM A CASCA

Alimento (100 gramas)		Minerais (g)	Fibras (g)
Ameixa vermelha	Com casca	0,45	1,58
	Sem casca	0,36	1,51
Caqui rama forte	Com casca	0,42	4,98
	Sem casca	0,37	3,94
Maçã fuji	Com casca	0,23	2,14
	Sem casca	0,23	1,69
Pêra d'água	Com casca	0,27	3,23
	Sem casca	0,25	2,66

"CASCAS - TÁ PRA MIM
DESCASCO E COMO A FRUTA
COMO E ME COMO
COMO COMER E NÃO ENGORDAR?
COMO COMER
SEM OFENDER
OS QUE NÃO TÊM O QUE COMER
COMER COM OS OLHOS
É COBIÇA
COMER COM A BOCA ATÉ SE FARTAR
É GULA
PODE MATAR
COMER COM A CASCA
É ACERTAR
NÃO, NÃO PULE REFEIÇÃO NÃO
JÁ É HORA DE SE AJUDAR
COMA A FRUTA, COM A CASCA
SAÚDE ASSIM
TÁ PRA MIM"

Cascas

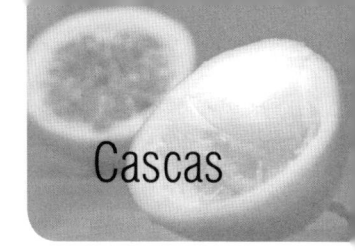

SALGADOS

ARROZ COM CASCAS DE LARANJA

Ingredientes	Quantidades
Manteiga	1 colher (sopa)
Óleo	3 colheres (sopa)
Açúcar	5 colheres (sopa)
Laranja baía	1 unidade
Arroz	2 xícaras (chá)
Creme de leite de soja	1 xícara (chá)
Caldo de galinha	1 litro
Cebola em cubos pequenos	1 unidade média
Sal	a gosto

Preparo

Higienize a laranja, parta-a ao meio, retire o suco. Corte a casca da laranja em tiras finas, coloque-a numa tigela com água. Lave o arroz e deixe escorrer numa peneira. Escorra a água da casca de laranja e coloque-a numa panela com 1/2 litro de água. Leve ao fogo e, quando ferver, deixe por mais 3 minutos. Retire do fogo, escorra a água e adicione mais 1/2 litro de água. Volte ao fogo por 10 minutos. Repita a operação por 2 vezes para retirar o amargo. Em seguida, escorra a água, junte o açúcar, 5 colheres (sopa) de água e cozinhe até obter uma calda levemente encorpada. Retire do fogo e reserve. Coloque numa panela, o óleo e a cebola. Leve ao fogo e refogue até a cebola ficar transparente. Acrescente o arroz e o sal e refogue até os grãos ficarem brilhantes e agrupados. Misture o caldo de galinha, o suco da laranja e o sal. Cozinhe por 25 minutos, ou até o arroz ficar *al dente* e com um pouco (bem pouco) de caldo. Acerte o sal, adicione as cascas de laranja, o creme de leite e a manteiga. Mexa e, assim que ferver, retire do fogo.

ARROZ TROPICAL

Ingredientes	Quantidades
CascaS de abacaxi	2 xícaras (chá)
Água	1 xícara (chá)
Arroz	1 xícara (chá)
Cebola	2 colheres (sopa)
Alho	2 dentes
Óleo	4 colheres (sopa)
Cebolinha	3 colheres (sopa)
Farinha de rosca	2 colheres (sopa)
Sal	a gosto

Preparo
    Faça um suco com a casca de abacaxi (bem higienizada) e a água. Coe e reserve. Escolha e lave o arroz. Reserve. Doure a cebola e o alho no óleo, acrescente o arroz e refogue bem. Adicione um pouco de água para cozinhar um pouco o arroz. Quando os grãos estiverem crescidos e macios, junte o suco de abacaxi e deixe secar. Acrescente a cebolinha com o arroz ainda quente e úmido. Polvilhe a farinha de rosca e sirva. Dica: Somente coloque o suco quando arroz crescer, pois o ácido do abacaxi não deixará os grãos cozinharEM por igual.

ASSADO DE BATATAS COM CASCAS DE CHUCHU

Ingredientes	Quantidades
Batatas com cascas	1 e ½ kg
Cascas de chuchu	2 unidades
Creme de leite *light*	1 xícara (chá)
Alho desidratado	1 colher (chá)
Sal	1 colher (café)
Salsa picada	2 colheres (sopa)

Preparo
    Cozinhe em uma panela as batatas inteiras e com a casca. Esfrie, corte-as em rodelas grossas e reserve. Cozinhe as cascas do chuchu e corte-as em tiras bem finas. Junte o creme de leite, o sal, a salsa e o

alho. Misture tudo muito bem e reserve. Em uma fôrma refratária untada, coloque uma camada de batatas, um pouco do creme e, por cima, as cascas do chuchu, bem distribuídas. Finalize colocando a última camada de batatas e o restante do creme. Leve ao forno médio, previamente aquecido, por 20 minutos. Sirva em seguida.

ASSADO DE CASCAS DE CHUCHU

Ingredientes	Quantidades
Cascas de chuchu picadas	4 xícaras (chá)
Pão amanhecido molhado na água ou no leite	1 xícara (chá)
Cebola	1 unidade pequena
Óleo	1 colher (sopa)
Ovos inteiros batidos	2 unidades
Sal	a gosto

Preparo
Bater as cascas no liquidificador. Colocar a massa obtida em uma tigela e misturar o restante dos ingredientes. Untar um pirex ou uma fôrma com óleo ou margarina. Despejar a massa e levar para assar até que esteja dourada. Servir quente ou frio. Esta receita pode ser enriquecida juntando à massa uma lata de sardinha desfiada. Dica: podem também ser utilizadas cascas de outros ingredientes: cenoura, abóbora, rabanete, beterraba, nabo ou talos de agrião, couve, brócolis etc. Refogados ou cozidos.

BARQUINHA DE FRANGO

Ingredientes	Quantidades
Cascas de melão	½ unidade
Alho picado	1 dente
Cebola picada	1 colher (sopa)
Óleo	2 colheres (sopa)
Peito de frango	500 g
Cenoura ralada	1 xícara (chá)
Água	1 xícara (chá)
Farinha de trigo	1 colher (sopa)
Salsa	1 colher (sopa)
Sal	a gosto

Preparo
   Corte a casca do melão, lave e cozinhe bem até amolecer. Reserve. Doure o alho e a cebola no óleo e coloque o peito de frango para fritar. Vá acrescentando água aos poucos até cozinhar por completo. Desfie o frango, junte a cenoura ralada, o tempero de sua preferência e a água. Deixe refogar bem e, por último, coloque a farinha de trigo, mexendo até desgrudar do fundo da panela. Salpique a salsa. Recheie as cascas de melão com esse refogado. Sirva fria, como entrada.
Dica: Para dar um colorido especial, acrescente beterraba ralada crua.

BATATA FRITA COM CASCA

Ingredientes	Quantidades
Batata com casca	a gosto
Sal	a gosto
Óleo	a gosto

Preparo
   Higienizar muito bem as batatas. Cortar em rodelas finas. Depois de enxutas, frite em gordura quente. Tempere com sal.

BIFINHOS DE CASCAS DE ABOBRINHA E BERINJELA

Ingredientes	Quantidades
Cascas de abobrinhas médias picadas	3 unidades
Cascas de berinjelas médias picadas	3 unidades
Ovo	1 unidade
Farinha de trigo	2 colheres (sopa)
Farinha integral	1 colher (sopa)
Leite	2 colheres (sopa)
Cebola grande picada	1 unidade
Salsinha picada	2 colheres (sopa)
Cominho em pó	1 colher (café)
Sal	1 colher (chá)
Óleo	para fritar

Preparo

Em um recipiente, junte as cascas com os temperos e mexa. Mantenha no tempero por 30 minutos. Acrescente o ovo previamente batido, o leite, as farinhas e mexa bem. Aqueça o óleo e frite os bifinhos às colheradas, formatando-os assim que forem para a frigideira. Passe-os pelo papel absorvente por 5 minutos e sirva em seguida.

BOLINHAS DE BATATA-DOCE

Ingredientes	Quantidades
Massa	
Cascas de maçã	1 unidade
Batata-doce	500 g
Baunilha	a gosto
Açúcar	3 colheres (sopa)
Ovo	1 unidade
Cobertura	
Açúcar	3 colheres (sopa)
Canela em pó	a gosto

Preparo

Higienize a casca da maçã, pique em tiras fininhas e reserve. Cozinhe e esprema a batata-doce. Leve ao fogo com o restante dos ingredientes da massa e cozinhe até desprender do fundo da panela. Deixe esfriar, faça bolinhas, passe na cobertura de açúcar com canela e leve ao forno para assar.

BIFE COM CASCAS DE BANANA

Ingredientes	Quantidades
Cascas de bananas maduras	6 unidades
Dentes de alho	3 unidades
Farinha de rosca	1 xícara (chá)
Farinha de trigo	1 xícara (chá)
Ovos	2 unidades
Sal	a gosto
Óleo	Para fritar

Preparo

Higienizar as cascas das bananas e lavar em água corrente. Cortar as pontas. Retirar as cascas na forma de bifes, sem parti-las. Amassar o alho e colocar numa vasilha junto com o sal. Colocar as cascas das bananas nesse molho. Bater os ovos como se fosse omelete. Passar as cascas das bananas na farinha de trigo, nos ovos batidos e, por último, na farinha de rosca, seguindo sempre esta ordem. Fritar as cascas em óleo quente. Deixar dourar os dois lados. Servir quente.

BOLINHOS DE CASCAS DE BATATA

Ingredientes	Quantidades
Cascas de batata cozidas e batidas	2 xícaras (chá)
Farinha de trigo	2 xícaras (chá)
Ovos	2 unidades
Salsinha picada	2 colheres (sopa)
Sal	a gosto
Fermento em pó	1 colher (sobremesa)
Óleo	para fritar

Preparo

Ferver as cascas de batata e bater no liquidificador. Colocar a massa no fundo da tigela, acrescentar os ovos, a farinha, sal, a salsinha e o fermento. Misturar bem. Aquecer o óleo e ir fritando os bolinhos a colheradas.

CARNE AO CREME DE MARACUJÁ

Ingredientes	Quantidades
Óleo	4 colheres (sopa)
Cebola	3 colheres (sopa)
Alho	2 dentes
Músculo	700 g
Sal	a gosto
Água morna	o suficiente
Molho	
Óleo	2 colheres (sopa)
Cebola	2 colheres (sopa)
Alho	2 dentes

Salsa	a gosto
Cascas de maracujá (parte branca)	3 xícaras
Suco de maracujá	¼ xícara (chá)
Água	1 xícara (chá)

Preparo

Na panela de pressão, aqueça o óleo e doure a cebola e o alho. Acrescente o músculo e doure, virando sempre. Coloque o sal e a água morna até que cubra a peça de carne. Cozinhe até ficar macia. Reserve. Afervente por cinco vezes as cascas de maracujá para tirar o amargo. Quando estiverem macias, bata no liquidificar com o suco e a água. Reserve. À parte, aqueça o óleo dourando a cebola e o alho. Junte a mistura do liquidificador e deixe apurar. Fatie o músculo, disponha em um refratário, coloque o molho por cima e leve ao forno para aquecer. Salpique salsinha na hora de servir.

CASCAS DE BANANA À NAPOLITANA

Ingredientes	Quantidades
Cascas de banana	6 unidades
Ovo	1 unidade
Farinha de trigo	1 colher (sopa)
Farinha de rosca	6 colheres (sopa)
Cebola picada	¼ xícara (chá)
Alho picado	1 dente
Óleo	3 colheres (sopa)
Tomate picado	2 xícaras (chá)
Salsa picada	1 colher (sopa)
Queijo ralado	1 colher (sopa)
Óleo para fritar	1 xícara (chá)
Sal	a gosto

Preparo

Separe as cascas das bananas em duas partes. Reserve. Bata o ovo e acrescente a farinha de trigo, formando uma massinha. Passe as cascas nessa mistura e em seguida na farinha de rosca. Frite-as. À parte, refogue a cebola e o alho no óleo e acrescente os tomates já batidos no liquidificador e peneirados. Deixe ferver. Salgue a gosto. Por último, acrescente a salsa. Em um refratário, coloque as cascas de banana fritas, cubra com o molho e polvilhe com o queijo ralado. Coloque no forno para aquecer e sirva.

CREME DE CASCAS DE MORANGA

Ingredientes	Quantidades
Cascas de moranga	1 xícara de chá
Sal	a gosto
Pimenta	a gosto
Pimentão	a gosto
Salsinha	a gosto
Cebola	a gosto

Preparo

Cozinhar as cascas da moranga e, em seguida, bater no liquidificador. Voltar para a panela e temperar a gosto.

CROQUETE DE CASCAS DE AIPIM

Ingredientes	Quantidades
Cascas de aipim	½ kg
Manteiga	1 colher (sopa)
Ovo	1 unidade
Farinha de rosca	2 colheres (sopa)
Sal	a gosto
Óleo	para fritar
Farinha de trigo	½ xícara (chá)

Preparo

Higienizar o aipim. Retirar a casca fina (marrom) do aipim e desprezá-la. Retirar a casca grossa do aipim, lavando-a em água corrente. Colocar a casca para cozinhar. Depois de cozida, passá-la no liquidificador. Numa vasilha, juntar a manteiga, a farinha de trigo e os ovos à casca do aipim batida, até que forme uma massa consistente. Se julgar necessário, acrescente mais farinha de trigo, até que a massa se desprenda das mãos, conservando, porém, sua maciez. Enrolar os croquetes, passar na farinha de rosca e fritar em óleo quente.

DOBRADINHA COM CASCAS DE ABÓBORA

Ingredientes	Quantidades
Bucho picado	1 kg
Louro	a gosto
Água	2 litros
Vinagre	½ xícara (chá)
Óleo	2 colheres (sopa)
Molho	
Cebola	2 colheres (sopa)
Alho	1 dente
Óleo	3 colheres (sopa)
Talos picados de vegetais	2 xícaras (chá)
Tomate picado	4 xícaras (chá)
Água	1 xícara (chá)
Cascas de abóbora ralada	1 xícara (chá)
Sal	a gosto

Preparo

Cozinhe o bucho com os demais ingredientes em uma panela de pressão por 1 hora. Escorra a água e reserve. À parte, doure a cebola e o alho no óleo. Em seguida refogue-os juntamente com os talos e as cascas. Reserve. Bata no liquidificador o tomate picado e a água. Adicione este molho aos talos e cascas refogados, salgando a gosto. Acrescente a dobradinha e deixe apurar.

ENSOPADINHO DE ENTRECASCAS DE MELANCIA

Ingredientes	Quantidades
Entrecascas de melancia	3 a 4 xícaras (chá)
Tomate	½ unidade
Cebola picada	½ unidade
Dente de alho	½ unidade
Sal	a gosto
Salsa e cebolinha picados	a gosto
Óleo	para refogar
Água	o necessário

Preparo
Fazer um refogado com óleo, tomate, cebola, sal e alho. Juntar a entrecasca de melancia cortada em cubos e colocar água o necessário. Deixar cozinhar um pouco. Juntar a salsa e a cebolinha picadas. Cozinhar mais um pouco, sem deixar amolecer muito.

ENSOPADO DE CASCAS DE MAMÃO

Ingredientes	Quantidades
Cascas de mamão picadas	2 xícaras (chá)
Cebola	2 colheres (sopa)
Alho	1 dente
Óleo	4 colheres (sopa)
Músculo	1 kg
Caldo de carne	4 xícaras (chá)
Louro	2 folhas
Sal	a gosto
Talos de salsa	2 colheres (sopa)
Molho de pimenta	1 colher (sopa)

Preparo
Escalde as cascas de mamão e reserve-as na geladeira. Em uma panela de pressão, doure a cebola e o alho no óleo. Acrescente a carne, o caldo de carne, o louro, o sal e a água. Deixe cozinhar até que a carne fique macia. Por último, junte os talos de salsa, o molho de pimenta e as cascas de mamão. Tampe a panela e apure por alguns minutos. Sirva quente.

Dica: A fruta deve estar madura e a casca sem rachaduras e manchas.

FAROFA DE BANANA COM CASCA

Ingredientes	Quantidades
Bananas com casca	3 unidades
Tomates picados	2 unidades
Óleo	½ xícara (chá)
Fubá torrado ou pré-cozido	1 xícara (chá)

Farelo de trigo torrado	½ xícara (chá)
Farinha de mandioca	½ xícara (chá)
Cheiro verde	1 pires
Cebola picada	1 unidade média
Sal e tempero	a gosto

Preparo

Refogar as cascas de bananas picadas bem finas em um pouco de óleo. Acrescentar as bananas picadas, os tomates, a cebola e o tempero. Em seguida, colocar o fubá, o farelo e a farinha de mandioca. Mexer, em fogo baixo, até ficar tudo bem refogado. Apagar o fogo e colocar o restante do óleo e o cheiro verde.

FAROFA RICA

Ingredientes	Quantidades
Cascas de chuchu	1 xícara (chá)
Cascas de banana-nanica	2 unidades
Talos de verduras diversas	½ xícara (chá)
Cebola picada	2 colheres (sopa)
Alho	2 dentes
Colorau	a gosto
Farinha de mandioca	2 xícaras (chá)
Óleo	para refogar
Sal	a gosto

Preparo

Higienize as cascas e os talos. Pique-os e reserve. Refogue a cebola e o alho em óleo. Acrescente os talos e as cascas e refogue mais um pouco. Junte os demais ingredientes, acrescentando a farinha de mandioca por último. Misture bem para a farinha incorporar o refogado. Tempere a gosto.

MOLHO DE CASCAS DE BERINJELA

Ingredientes	Quantidades
Alho picado	2 dentes
Óleo	3 colheres de sopa
Cascas de berinjela cortadas	2 copos americanos (3 berinjelas)
Água	1 e ½ copo americano
Sal e pimenta	a gosto
Orégano	1 colher de chá
Polpa de tomate	6 colheres de sopa

Preparo

Dourar o alho no óleo. Juntar as cascas de berinjela e refogar por 5 minutos. Acrescentar a água, o sal, a pimenta, o orégano e a polpa de tomate. Cozinhar por cerca de 5 minutos até engrossar ligeiramente.

MOUSSAKA DE MELANCIA

Ingredientes	Quantidades
Cascas de melancia	2 xícaras (chá)
Sal	a gosto
Óleo	4 colheres (sopa)
Cebola	½ xícara (chá)
Alho	1 dente
Acém moído	200 g
Tomate para molho	1 xícara (chá)
Salsa	1 colher (sopa)
Farinha de trigo	½ xícara (chá)
Óleo para fritura	1 xícara (chá)
Farinha de rosca	2 colheres (sopa)

Preparo

Higienize as cascas de melancia e corte em lâminas finas. Afervente com água e sal até que fiquem macias. Escorra e reserve. À parte, refogue no óleo a cebola, o alho e a carne moída. Quando a carne estiver dourada, junte o tomate batido no liquidificador. Retire do fogo, junte a salsa e reserve. Passe as cascas de melancia na farinha de trigo e frite-as. Coloque em um recipiente uma camada de casca e uma camada de molho, intercalando-as até que a última camada seja de molho. Polvilhe a farinha de rosca e leve ao forno para aquecer.

PALMITO DE AIPIM

Ingredientes	Quantidades
Cascas de aipim (parte grossa)	a gosto
Sal	a gosto
Água	a gosto

Preparo
Higienizar o aipim. Retirar a película marrom que envolve o aipim. Separar a casca branca (parte grossa). Lavar em água corrente e cozinhar em água e sal. Picar bem fininho e usar como palmito refogado ou em saladas, tortas, pastel etc.

PÃO DE CASCAS DE BANANA

Ingredientes	Quantidades
Banana com casca	6 unidades
Água	1 xícara (chá)
Leite	1 xícara (chá)
Fermento fresco	30 g
Óleo	½ xícara (chá)
Ovo	1 unidade
Sal	½ pitada
Farinha de trigo	½ kg
Açúcar	1 pitada

Preparo
Bater as cascas de bananas e a água no liquidificador. Juntar o óleo, os ovos e o fermento e bater mais um pouco. Acrescentar a farinha, o sal e o açúcar e misturar. Por último, colocar na massa as bananas em rodelas. Colocar a massa em uma fôrma untada com margarina e farinha de trigo. Deixar crescer até dobrar de volume e levar para assar em forno pré-aquecido.

PASTA DE BERINJELA

Ingredientes	Quantidades
Berinjela com casca	2 unidades médias
Vinagre	1 colher (sobremesa)
Orégano	1 colher (sobremesa)
Salsa picada	1 colher (sopa)
Cebola	1 unidade média
Alhos amassados	2 dentes
Azeite	1 xícara (café)

Preparo

Cozinhar as berinjelas cortadas em pedaços pequenos, em água com um pouquinho de sal e vinagre. Depois de bem cozida, a berinjela deve ser escorrida em um coador. À parte juntar os temperos, misturar bem e colocar a berinjela que deve estar fria. Misturar tudo muito bem e deixar no tempero. Usar em torradinhas.

PESCADA COM CASCAS DE MAMÃO

Ingredientes	Quantidades
Filé de pescada sem espinhas	320 g
Limão	1 unidade
Sal	a gosto
Cascas de mamão	4 xícaras (chá)
Óleo para untar	½ colher (sopa)
Tomate em rodelas	2 rodelas
Cebola em rodelas	½ unidade
Alho	1 colher (sopa)
Azeite	3 colheres (sopa)
Escarola	½ maço
Ovo cozido	1 unidade

Preparo

Tempere os filés com limão e sal. Reserve na geladeira. Afervente as cascas de mamão, escorra e reserve. Em um pirex untado com óleo, coloque os tomates, depois os filés, as cascas de mamão e a cebola. Cubra com papel adequado e leve ao forno. À parte, doure o alho no azeite e refogue a escarola. Verifique o sal. Retire o papel, cubra com a escarola, enfeite com o ovo em fatias e sirva quente.

POLENTA COM MOLHO VERDE

Ingredientes	Quantidades
Polenta	
Fubá	1 xícara (chá)
Água	4 xícaras (chá)
Talos de salsa	1 xícara (chá)
Cebola picada	1 xícara (chá)
Orégano	a gosto
Sal	a gosto
Azeite	2 colheres (sopa)
Molho	
Óleo	4 colheres de sopa
Alho	4 dentes
Tomate picado	4 xícaras (chá)
Cascas de chuchu em tiras	2 xícaras (chá)
Água	½ xícara (chá)

Preparo

Para a polenta, coloque em uma panela todos os ingredientes, misture e leve ao fogo, mexendo sempre. Cozinhe bem. Despeje numa travessa. Para o molho, leve ao fogo uma panela com o óleo e o alho. Refogue. Acrescente os tomates, as cascas de chuchu e a água e deixe cozinhar. Desligue o fogo, despeje o molho sobre a polenta e sirva.

PURÊ DE CASCAS DE MARACUJÁ

Ingredientes	Quantidades
Cascas de maracujá (parte branca)	3 xícaras (chá)
Água	o suficiente
Sal	a gosto
Margarina	1 colher (sopa)
Leite	¼ xícara (chá)
Óleo	2 colheres (sopa)
Alho	2 dentes
Salsinha	1 colher (sopa)

Preparo

    Deixe a casca do maracujá de molho de um dia para o outro sob refrigeração. Troque a água de molho 2 vezes. Cozinhe as cascas em água suficiente para deixá-las macias. Verifique o sal. Quando estiverem cozidas, escorra bem e coloque no liquidificador com a margarina e o leite. Bata até formar uma pasta uniforme. Aqueça o óleo, doure o alho e junte a mistura do liquidificador. Mexa bem e acrescente a salsinha picada. Sirva quente.

    Dica: Realce o sabor acrescentando talos de agrião no refogado.

QUIBE DE ABÓBORA COM CASCA

Ingredientes	Quantidades
Trigo para quibe	3 xícaras (chá)
Óleo	3 colheres (sopa)
Abóbora cozida e amassada (com casca)	2 xícaras (chá)
Cebola picada	1 unidade
Sal	1 pitada
Alho	a gosto
Cheiro verde	a gosto
Hortelã	a gosto

Preparo

    Retirar a semente, lavar e picar a abóbora e levar ao fogo para cozinhar com o sal. Deixar o trigo de molho na água quente por 30 minutos, depois escorrer a água espremendo o trigo. Misturar a abóbora ao trigo e aos outros ingredientes até formar uma pasta. Espalhar a pasta em um tabuleiro e acrescentar a semente da abóbora por cima para enfeitar. Levar ao forno médio por 35 a 40 minutos.

QUICHE DE CASCAS DE ABÓBORA

Ingredientes	Quantidades
Massa	
Farinha de trigo	1 2/3 xícara (chá)
Gema	1 unidade
Sal	a gosto
Margarina	3 colheres (sopa)
Água	3 colheres (sopa)

Recheio
Cebola picada	½ xícara (chá)
Alho	1 dente
Óleo	2 colheres (sopa)
Cascas de abóbora	2 xícaras (chá)
Água	½ xícara (chá)
Sal	a gosto

Creme de queijo
Ovo	2 unidades
Leite	½ xícara (chá)
Queijo ralado	2 colheres (sopa)

Preparo

Para a massa, misture todos os ingredientes, deixando por último a água. Amasse bem até obter uma massa homogênea. Abra a massa sobre o fundo da assadeira com a ajuda de um rolo e filme plástico, deixando sobrar a borda. Fure a massa com um garfo para que não se formem bolhas ao assar. Asse em forno pré-aquecido até dourar. Para o recheio, refogue, em uma panela, a cebola e o alho no óleo. Acrescente as cascas da abóbora ralada, junte a água e cozinhe. Verifique o sal e deixe esfriar. Coloque o recheio sobre a massa. Para o creme de queijo, bata no liquidificador os ovos, acrescente o leite e o queijo. Despeje sobre o recheio da casca de abóbora e leve para assar em forno pré-aquecido até o creme de queijo dourar.

REFOGADO DE CASCAS DE ABÓBORA

Ingredientes	Quantidades
Abóbora	Casca de 1 unidade
Cebola	a gosto
Pimentão	a gosto
Salsa	a gosto
Cebolinha	a gosto
Alho	a gosto
Sal	a gosto

Preparo

Ralar a abóbora na parte grossa do ralador. Refogar com cebola picadinha, pimentão, salsa, cebolinha, alho e sal a gosto.

RISOTO LARANJA

Ingredientes	Quantidades
Arroz	1 ½ xícara (chá)
Laranja	1 unidade
Cebola	2 colheres (sopa)
Alho	2 dentes
Óleo	3 colheres (sopa)
Salsa	2 colheres (sopa)
Cebolinha	1 colher (sopa)
Sal	a gosto

Preparo

    Higienize a laranja, descasque-a e corte a casca em tiras bem finas. Para diminuir o sabor amargo, pode-se deixar as cascas de laranja de molho de um dia para o outro. Reserve. Com a laranja, faça 1 xícara de suco. Reserve. Doure a cebola e o alho no óleo e acrescente a casca da laranja e o arroz. Deixe refogar bem. Salgue a gosto e junte o suco de laranja e água o suficiente para cozinhar o arroz. Quando a água estiver quase seca, acrescente a salsa, a cebolinha e deixe secar. Sirva quente.

ROLÊ DE FRANGO COM CASCAS DE MANGA

Ingredientes	Quantidades
Peito de frango	500 g
Alho	2 dentes
Sal	a gosto
Limão	½ unidade
Cenoura e pimentão	a gosto
Cascas de manga em tiras	1 unidade
Molho	
Casca de manga picada	1 colher (sopa)
Caldo de temperos naturais	a gosto
Manga picada	1 xícara (chá)
Noz moscada	a gosto
Água	1 xícara (chá)

Preparo
   Corte o peito de frango em filés e tempere com alho, sal e limão. Abra os filés, coloque cenoura e pimentão em tiras sobre cada um, enrole e envolva-os com tiras de casca de manga. Prenda com palito de dente. Leve ao forno para assar em um pirex untado. Sirva com molho de manga. Para preparar o molho, junte todos os ingredientes numa panela e deixe cozinhar até tomar consistência.

SALADA DE CASCAS DE ABÓBORA

Ingredientes	Quantidades
Cascas de abóbora	2 xícaras (chá)
Tomate picado	1 xícara (chá)
Cebola picada	½ xícara (chá)
Sal	a gosto
Azeite	2 colheres (sopa)

Preparo
   Higienize, descasque e rale as cascas de abóbora. Em uma panela, coloque água para ferver e cozinhe a casca de abóbora. Não cozinhe demais. Depois de cozida, escorra a água e deixe esfriar. Junte o tomate, a cebola, o sal e o azeite. Leve à geladeira. Sirva fria.

SALADA DE CASCAS DE MARACUJÁ

Ingredientes	Quantidades
Cascas de maracujá	4 xícaras (chá)
Sal	a gosto
Azeitona preta	½ xícara (chá)
Maionese	4 colheres (sopa)
Mostarda	1 colher (sobremesa)
Salsa	2 colheres (sopa)

Preparo
   Descasque o maracujá e corte a parte branca em cubinhos, deixando de molho em água quente pelo menos por 4 horas. Escorra e cozinhe até ficar macia. Deixe esfriar e reserve. À parte, pique a azeitona, acrescente maionese, mostarda e salsa. Coloque sal a gosto. Sirva gelada.
   Dica: Use a polpa do maracujá para fazer suco.

SALADA DE MACARRÃO

Ingredientes	Quantidades
Macarrão parafuso	250 g
Cascas de abóbora raladas	1 xícara (chá)
Cascas de pepino raladas	1 xícara (chá)
Sobras de frango ou carne	100 g
Azeite	1 colher (sopa)
Vinagre	1 colher (sopa)
Orégano	a gosto
Sal	a gosto

Preparo

Cozinhe o macarrão e escorra-o em uma peneira. Jogue água fria sobre o macarrão ainda na peneira. Escorra e reserve num pirex. Higienize bem as cascas de abóbora e pepino e cozinhe-as por 15 minutos após levantar fervura. Escorra a água e junte as cascas ao macarrão. Acrescente as sobras de frango ou carne picada e os temperos. Misture e leve à geladeira até a hora de servir.

SALADA SABOROSA

Ingredientes	Quantidades
Cascas de melão	3 e ½ xícaras (chá)
Sal	a gosto
Azeite	1 colher (sopa)
Hortelã	1 colher (sopa)
Iogurte natural desnatado	3 colheres (sopa)

Preparo

Corte o melão em oito partes iguais e descasque. Corte as cascas em tiras finas e coloque para cozinhar em água e sal, até que fiquem macias. Deixe esfriar, acrescente o azeite e, se necessário, coloque mais sal. Pique a hortelã, junte ao iogurte, mexa bem e coloque sobre as cascas. Sirva gelada.

SALPICÃO VERDE

Ingredientes	Quantidades
Cascas de melancia raladas	5 xícaras (chá)
Sal	a gosto
Peito de frango	260 g
Salsão cortado	1 e ½ xícara (chá)
Cebola	¼ de xícara (chá)
Salsa	2 colheres (sopa)
Limão	1 unidade
Maionese	½ xícara (chá)

Preparo

Higienize as cascas, corte-as em pedaços e rale. Afervente-as em água e sal, até que fiquem macias. Reserve. Cozinhe o peito de frango em água e sal e reserve. Corte o salsão e a cebola. Reserve. Pique a salsa e misture à casca de melancia, ao peito desfiado, ao salsão e à cebola. Tempere com sal, limão e acrescente a maionese.

SOPA AGRIDOCE

Ingredientes	Quantidades
Aipim	5 xícaras (chá)
Batata-doce	5 xícaras (chá)
Água	1 e ½ litro
Cascas de abacaxi	3 xícaras (chá)
Cebola	2 colheres (sopa)
Alho	1 dente
Azeite	3 colheres (sopa)
Açúcar	2 colheres (sopa)
Vinagre	1 colher (sopa)
Sal	a gosto
Salsa	2 colheres (sopa)

Preparo

Coloque em uma panela o aipim, a batata-doce e 1 litro de água. Leve ao fogo até que fiquem bem macios. Bata no liquidificador e reserve. À parte, coloque no liquidificador ½ litro de água e a casca de abacaxi bem higienizada; bata bem, peneire e reserve. Doure a cebola e o alho no azeite, acrescente o açúcar e deixe caramelizar. Adicione, então, o vinagre. Em seguida, junte a mistura de aipim e batata-doce e o suco de abacaxi, deixando no fogo até levantar fervura. Verifique o sal e salpique a salsa. Sirva quente.

Dica: a batata-doce é rica em vitamina A, por isso tem ação sobre os olhos e a pele.

SOPA DE CASCAS

Ingredientes	Quantidades
Cascas de chuchu	1 prato (fundo)
Cascas de abóbora	1 prato (fundo)
Água	2 e ½ litros
Cebola pequena picada	1 unidade
Alho	3 dentes
Óleo	1 colher (sopa)
Orégano	1 colher (chá)
Creme de leite *light*	2 colheres (sopa)
Farinha de milho	2 colheres (sobremesa)
Sal	1 colher (chá)
Cebolinha verde picada	1 colher (sopa)
Champignon	a gosto

Preparo

Leve ao liquidificador as cascas com água, bata por cerca de 2 minutos e reserve. Refogue, no óleo, a cebola, o alho e o orégano. Leve ao liquidificador e bata com a água das cascas por mais meio minuto. Leve o líquido para uma panela, acrescente o sal e deixe ferver, em fogo baixo, por 10 minutos. Adicione o creme de leite e ferva por mais 10 minutos. Enquanto isso, dissolva a farinha de milho em um pouco de água, junte-a à sopa e deixe ferver mais 5 minutos, mexendo. Desligue e espalhe a cebolinha sobre a sopa antes de servir.

SOPA À PIZZAIOLO

Ingredientes	Quantidades
Chuchu	3 xícaras (chá)
Cascas de chuchu	2 xícaras (chá)
Água	2 xícaras (chá)
Cebola	1 colher (sopa)
Alho	2 dentes
Azeite	4 colheres (sopa)
Tomate	1 xícara (chá)
Queijo ralado	2 colheres (sopa)
Orégano	a gosto

Preparo

Lave e descasque o chuchu. Corte as cascas em cubinhos e afervente. Reserve. Em uma panela, cozinhe o chuchu até que esteja macio. Depois de cozido, bata no liquidificador com a água de cozimento. Reserve. Doure a cebola e o alho no azeite, acrescente o chuchu batido e deixe ferver até encorpar. Tire as sementes do tomate, corte-os em quadradinhos, misture com as cascas de chuchu cozidas e acrescente à sopa de chuchu. Por último, coloque o queijo ralado e o orégano. Verifique o sal. Sirva bem quente.

SUFLÊ DE CASCAS DE ABÓBORA

Ingredientes	Quantidades
Cascas de abóbora cozida	2 xícaras (chá)
Leite	½ xícara (chá)
Maisena	1 colher (sopa)
Óleo	1 colher (sopa)
Ovo	1 unidade
Queijo ralado	1 colher (sopa) rasa
Sal	a gosto
Fermento em pó	1 pitada

Preparo

Bater no liquidificador a casca de abóbora já cozida. Acrescentar o leite, a maisena, o óleo, a gema, o queijo e o sal. Misturar bem. Juntar a clara em neve e o fermento e levar ao forno brando para assar em pirex untado com um pouco de óleo.

SUFLÊ DE CASCAS DE BETERRABA

Ingredientes	Quantidades
Cascas de beterraba	2 copos cheios
Óleo	2 colheres (sopa)
Ovos	2 unidades
Farinha de trigo	1 copo (americano)
Leite	1 xícara (café)
Sal	a gosto
Temperos verdes	a gosto

Preparo

Higienizar as cascas do legume, antes de descascar. Cozinhá-las usando pouca água. Passá-las no liquidificador e refogar no óleo e no tempero verde moído. Juntar as gemas, a farinha de trigo, o leite e o sal, mexendo sempre para não empelotar. Por último, colocar as claras batidas em ponto de neve. Mexer levemente e despejar em forma untada. Levar ao forno quente. As cascas de beterraba poderão ser substituídas por cascas de cenoura, batatas, ou chuchu, até mesmo utilizadas misturadas.

SUFLÊ DE CASCAS DE LEGUMES

Ingredientes	Quantidades
Cascas de legumes	4 xícaras (chá)
Margarina	2 colheres (sopa)
Farinha de trigo	2 colheres (sopa) rasas
Ovo	2 unidades
Fermento em pó	1 colher (sopa)
Leite	1 xícara (chá)
Sal	1 colher (café)
Queijo ralado	1 pacote

Preparo

Aquecer o leite e juntar a margarina, as cascas de legumes e por último a farinha de trigo. Acrescentar o sal, retirar do fogo e deixar esfriar. Juntar as gemas e o fermento, mexendo bem. Bater as claras em neve e misturar delicadamente. Colocar esta mistura em uma forma untada e levar ao forno até corar.

TABULE DE CASCAS

Ingredientes	Quantidades
Trigo para quibe	1 xícara (chá)
Cascas de pepino	1 xícara (chá)
Cascas de banana	1 xícara (chá)
Cascas de batata-doce roxa	1 xícara (chá)
Tomate s/ semente	½ xícara (chá)
Cebola	2 colheres (sopa)
Hortelã	1 colher (sobremesa)
Sal	a gosto
Azeite	4 colheres (sopa)
Limão	½ unidade

Preparo

Lave o trigo e deixe-o de molho em água quente por 15 minutos. Corte as cascas de batata-doce bem fininha e afervente. Escorra a água e reserve. Corte as cascas de banana e de pepino bem fininhas e deixe de molho em água com algumas gotas de limão. Escorra o trigo, espremendo bem para retirar toda a água. Escorra a água das cascas de banana e de pepino. Junte as cascas ao trigo e acrescente o tomate, a cebola e a hortelã picados. Misture bem e tempere com sal, azeite e o suco de limão. Sirva frio.

Cascas

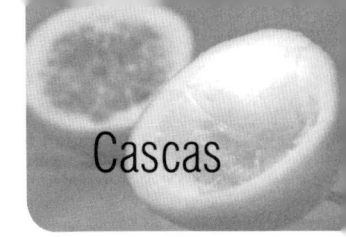

DOCES

BANANADA DE CASCAS

Ingredientes	Quantidades
Cascas de banana	1 kg
Açúcar	1 kg
Água	1 e ½ xícara (chá)
Gelatina sem sabor branca	1 sachê
Açúcar	para passar os doces
Óleo	para untar

Preparo

Bater as cascas no liquidificador com um pouco de água, como nos outros doces. Levar para a panela o purê, juntar o açúcar e deixar cozinhar, mexendo sempre. À parte, hidratar a gelatina com 1 ½ xícara de água. Quando o doce estiver quase pronto, colocar a gelatina hidratada e deixar voltar ao ponto, mexendo sempre para não queimar. Quando soltar da panela, retirar do fogo e colocar em um recipiente untado com óleo. Deixar esfriar e colocar na geladeira até o dia seguinte. Depois, cortar em pedaços e passar no açúcar.

BANANADA INTEGRAL

Ingredientes	Quantidades
Bananas prata ou d'água bem maduras	6 unidades
Açúcar	1 e ½ xícara (chá)
Suco de limão	1 colher (chá)
Canela em pau	a gosto
Cravo	a gosto
Hortelã	a gosto

Preparo
Lavar as bananas com casca em água corrente e escova. Cortar em rodelas. Bater no liquidificador com 300 mL de água. Adicionar o restante dos ingredientes. Cozinhar em fogo baixo até soltar do fundo da panela. Pode ser servida com pão ou biscoito.

BISCOITO DE CASCAS DE LIMÃO

Ingredientes	Quantidades
Farinha de trigo peneirada	3 xícaras (chá)
Fermento em pó	1 colher (sobremesa)
Sal	1 colher (café)
Margarina	5 colheres (sopa)
Açúcar	½ xícara (chá)
Ovo	1 unidade
Raspas de limão	1 colher (sopa)

Preparo
Misture a farinha de trigo, o fermento e o sal e reserve. Em outra tigela, bata a margarina, o ovo, o açúcar e as raspas de limão. Vá acrescentando os ingredientes reservados e amasse com as mãos até que se obtenha uma massa homogênea. Faça bolinhas, modele com um garfo, e coloque em forma untada e enfarinhada. Asse em forno moderado por 15 minutos.

BOLO DE CASCAS DE ABACAXI

Ingredientes	Quantidades
Ovo	2 unidades
Fermento em pó	1 colher (sopa)
Farinha de trigo	2 xícaras (chá)
Caldo de cascas de abacaxi	2 xícaras (chá)
Açúcar	2 xícaras (chá)

Preparo

Para obter o caldo de casca do abacaxi, retirar as cascas de um abacaxi e ferver com 4 xícaras de água por cerca de 20 minutos. Reservar. Bater as claras em neve. Misturar as gemas e continuar batendo. Misturar o açúcar e a farinha de trigo, sem parar de mexer. Acrescentar o fermento e uma xícara de caldo de cascas de abacaxi. Misturar bem e assar em forma untada e forno moderado. Depois de assado, virar em um prato, furar com um garfo e jogar sobre ele o restante do caldo de cascas do abacaxi com 1 colher (sopa) de açúcar.

BOLO DE CASCAS DE ABÓBORA COM CHOCOLATE

Ingredientes	Quantidades
Massa	
Farinha de trigo	1 ½ xícara (chá)
Açúcar	1 ½ xícaras (chá)
Maisena	¾ de xícara (chá)
Ovos	3 unidades
Óleo	1 xícara (chá)
Cascas de abóbora picadas	2 xícaras (chá)
Fermento em pó	1 colher (sopa)
Cobertura	
Leite	4 colheres (sopa)
Chocolate em pó	4 colheres (sopa)
Açúcar	4 colheres (sopa)

Preparo

Bater no liquidificador as cascas, os ovos e o óleo. À parte, peneirar numa tigela a farinha, a maisena, o açúcar e o fermento. Juntar à mistura do liquidificador e mexer bem. Despejar a mistura numa assadeira média untada com óleo e farinha. Assar em forno médio.

Para a cobertura, misture os ingredientes e leve ao fogo até formar um creme e cubra o bolo depois de assado.

BOLO DE CASCAS DE BANANA

Ingredientes	Quantidades
Fermento em pó	2 colheres (sopa)
Canela em pó	para polvilhar
Margarina	5 colheres (sopa) rasa
Claras em neve	4 unidades
Gemas	4 unidades
Farinha de trigo	3 xícaras (chá)
Açúcar	2 e ½ xícaras (chá)
Cascas de bananas maduras	2 xícaras (chá)

Preparo

Bater no liquidificador as cascas de banana com ½ xícara (chá) de água. Reservar. Na batedeira, colocar a margarina, a gema e o açúcar, batendo até ficar homogênea. Misturar as cascas de banana batidas, a farinha e o fermento. Por último, colocar as claras em neve, polvilhando com a canela antes de ir ao forno. Levar ao forno em fôrma untada, assar durante 30 ou 35 minutos.

BOLO DE CASCAS DE FRUTAS (1)

Ingredientes	Quantidades
Cascas de frutas cruas	2 copos
Manteiga	2 colheres (sopa)
Fermento em pó	2 colheres (chá)
Ovos	3 unidades
Farinha de trigo	2 xícaras (chá)
Leite	1 xícara (chá)
Açúcar	2 xícaras (chá)

Preparo

Liquidifique as cascas com o leite, coe e reserve. Bata as claras, coloque as gemas, a manteiga e o açúcar. Acrescente as cascas com o leite, a farinha e o fermento. Misture bem e asse em forma untada.

BOLO DE CASCAS DE FRUTAS (2)

Ingredientes	Quantidades
Ovo	3 unidades
Farinha de trigo	3 xícaras (chá)
Açúcar	1 xícara (chá)
Caldo de cascas de frutas	2 xícaras (chá)
Fermento em pó	1 colher (sopa)

Preparo

Bater as claras em neve, acrescentar as gemas e continuar batento. Misturar aos poucos o açúcar, depois a farinha de trigo, sem parar de mexer. Acrescentar o fermento e 1 xícara de caldo de cascas de frutas. Misturar bem e assar em fôrma untada, em forno moderado. Depois de assado, virar em um prato enquanto estiver quente, furar com um garfo e despejar a outra xícara de caldo de cascas de frutas adoçado. Obs: Para obter o caldo de cascas de frutas, bata as cascas com um pouco de água no liquidificador e passe por peneira.

BOLO DE CASCAS DE MAÇÃ

Ingredientes	Quantidades
Maçãs com casca	2 unidades
Açúcar	2 colheres (sopa)
Canela em pó	1 colher (sopa)
Fermento em pó	1 colher (sopa)
Farinha de trigo	2 xícaras (chá)
Açúcar	2 xícaras (chá)
Óleo	1 xícara (chá)
Ovo	3 unidades

Preparo

Bater no liquidificador os ovos, o óleo, o açúcar e as cascas de maçã. Juntar a farinha de trigo e o fermento em pó. Picar as maçãs e misturar com 2 colheres de sopa de açúcar e a canela. Juntar a mistura já batida no liquidificador com os demais ingredientes. Untar uma fôrma (com buraco no meio), colocar a massa e levar para assar. Depois de assar, desenformar e colocar canela e açúcar por cima.

BOLO DE LARANJA COM CASCA

Ingredientes	Quantidades
Laranja	1 unidade média
Óleo	3 colheres (sopa)
Ovo	2 unidades
Açúcar	1 xícara (chá)
Leite	1 xícara (chá)
Farinha de trigo	2 xícaras (chá)
Fermento em pó	1 colher (sopa)
Iogurte natural	1 xícara (chá)

Preparo

Pré-aqueça o forno em temperatura média (180 °C). Higienize a laranja, parta-a em 4 e tire as sementes. Pique-a sem tirar a casca e coloque no copo do liquidificador. Junte 2 colheres (sopa) de óleo e os ovos. Bata por 2 minutos ou até obter um creme. Junte o açúcar e o leite. Bata mais 1 minuto. Transfira a massa para uma tigela e misture o iogurte. Reserve. Em uma tigela, peneire a farinha de trigo com o fermento. Incorpore-os à massa e mexa delicadamente sem bater. Unte uma assadeira média com o óleo restante e enfarinhe. Despeje a massa e leve ao forno por 40 minutos ou até que, enfiando um palito, este saia limpo. Retire do forno e desenforme ainda morno.

BRIGADEIRO DE CASCAS DE BANANA

Ingredientes	Quantidades
Cascas de banana em tiras	3 unidades
Água	o suficiente
Açúcar	1 xícara (chá)
Margarina	2 colheres (sopa)
Farinha de trigo	4 colheres (sopa)
Leite morno	1 xícara (chá)
Leite em pó	1 xícara (chá)
Achocolatado	2 colheres (sopa)
Chocolate granulado	1 xícara (chá)

Preparo

Numa panela, coloque as cascas de banana com o açúcar e cozinhe até ficar pastoso. Acrescente os demais ingredientes, exceto o chocolate granulado, e mexa até desprender do fundo da panela. Coloque num prato e deixe esfriar. Faça bolinhas, passe-as no chocolate granulado e coloque-as em forminhas apropriadas.

CHÁ DE CASCAS DE MAÇÃ

Ingredientes	Quantidades
Cascas de maçã	Cascas de 1 unidade
Canela em pau	a gosto
Gotinhas de limão	a gosto
Açúcar	a gosto

Preparo

Higienizar as cascas, ferver por alguns minutos com um pedacinho de canela em pau. Servir quente ou gelado com gotinhas de limão. Adoçar a gosto.

CHÁ DE FRUTAS

Ingredientes	Quantidades
Cascas de maracujá	1 unidade
Cascas de laranja	1 unidade
Cascas de abacaxi	1 unidade
Açúcar	1 xícara (chá)
Água	2 litros
Cascas de maçã	1 unidade
Chá de camomila	1 colher (sobremesa)
Chá de erva-doce	1 colher (sobremesa)
Cravo e canela em pau	a gosto

Preparo

Higienize as cascas das frutas. Corte-as e leve ao fogo juntamente com o açúcar, o cravo, a canela e duas xícaras de chá de água. Cozinhe até formar uma calda. Continue acrescentando água aos poucos. Por último, coloque os chás. Desligue o fogo e tampe a panela. Aguarde alguns minutos, coe e sirva quente ou frio.

COQUETEL DE NATAL

Ingredientes	Quantidades
Água com gás	500 mL
Beterraba	1 unidade média
Cascas de abacaxi	2 xícaras (chá) ou 150 g
Água	100 mL
Cravo da índia	1 colher (sopa)
Açúcar	5 colheres (sopa)
Gelo	a gosto

Preparo
    Cozinhe a beterraba com o cravo, bata no liquidificador, coe e reserve. Bata a casca do abacaxi com a água no liquidificador, coe e misture com o suco da beterraba. Acrescente o açúcar, a água mineral, o gelo e sirva em seguida para não perder o gás.

COCADA DA ENTRECASCA DA MELANCIA

Ingredientes	Quantidades
Entrecasca de melancia	500 g
Açúcar	350 g
Água	300 mL
Coco	1 unidade
Óleo	1 colher (sopa)

Preparo
    Caramelizar 100 g de açúcar. Acrescentar a entrecasca de melancia ralada e mexer em fogo brando. Acrescentar o coco ralado, o açúcar restante e a água. Cozinhar até soltar do fundo da panela. Passar o óleo numa superfície lisa e colocar o doce a colheradas.

CROSTATA DE CASCAS DE LEGUMES E FRUTAS

Ingredientes	Quantidades
Farinha de trigo integral	1 xícara (chá)
Farinha de trigo	1 e ½ xícara (chá)
Açúcar mascavo	1 colher (sopa)
Açúcar branco	2 colheres (sopa)
Sal	1 pitada
Água gelada	½ xícara (chá)
Manteiga gelada	2 colheres (sopa)
Cascas raladas de limão	1 unidade
Geleia de cascas de legumes e frutas	1 e ½ xícara (chá)

Preparo

Em um recipiente, junte todos os ingredientes secos e a manteiga, formando uma farofa. Faça uma abertura central, derrame a água e amasse, formando uma bola de massa. Leve a massa para a geladeira por 20 minutos. Em seguida, divida a massa em duas partes, deixando uma parte maior que a outra para o fundo da crostata. Abra a parte maior da massa e forre o fundo e as laterais de uma fôrma de fundo falso ou uma assadeira comum. Espalhe a geleia sobre a massa, de maneira uniforme. Com o restante da massa faça rolinhos, dispondo uns sobre os outros, formando um gradeado ao longo da fôrma. Leve ao forno médio, previamente aquecido, por aproximadamente 30 minutos ou até obter uma cor dourada. Retire do forno, esfrie um pouco e desenforme. Sirva em seguida. (Vide receita da Geleia de cascas de legumes e frutas, página 79)

DOCE DE CASCAS DE ABACAXI

Ingredientes	Quantidades
Cascas de abacaxi	Cascas de 2 unidades
Açúcar	1 e ½ xícara (chá)
Água	1 e ½ xícara (chá)

Preparo

Higienizar as cascas de abacaxi. Deixar as cascas numa vasilha (com tampa) com 1 xícara e meia de água por 12 horas. Em seguida, bater as cascas com a água e o açúcar no liquidificador e passar na peneira grossa. Levar ao fogo e mexer até desgrudar do fundo da panela. Conservar em vidros esterilizados.

DOCE DE CASCAS DE ABÓBORA

Ingredientes	Quantidades
Cascas de abóbora aferventadas	3 xícaras (chá) cheias
Açúcar	1 xícara (chá) cheia
Água	2 xícaras (chá)
Cravo e canela em pau	a gosto

Preparo
Bater as cascas no liquidificador. Fazer uma calda com a água, o açúcar, o cravo e a canela. Acrescentar as cascas batidas à calda e mexer de vez em quando, com o fogo baixo, até soltar do fundo da panela.

DOCE DE CASCAS DE BANANA

Ingredientes	Quantidades
Cascas de banana nanica	5 xícaras (chá)
Açúcar	2 e ½ xícaras (chá)

Preparo
Cozinhe as cascas em pouca água até amolecerem, retire do fogo e escorra, bata as cascas com um pouco de água no liquidificador e passe por peneira grossa. Junte o açúcar e leve à geladeira.

DOCE DE ENTRECASCA DE JACA

Ingredientes	Quantidades
Entrecasca de jaca	2 xícaras (chá)
Açúcar	3 xícaras (chá)
Água	3 xícaras (chá)
Canela em pau	a gosto

Preparo
Higienize a jaca. Descasque-a, retire a parte branca da casca e corte-a em cubos pequenos. Faça uma calda com o açúcar, as 3 xícaras de água e a canela. Acrescente a entrecasca da jaca e cozinhe até apurar. Sirva gelado.

DOCE DE CASCAS DE LARANJA

Ingredientes	Quantidades
Cascas de laranjas	Cascas de 8 unidades
Água	1 litro
Açúcar	1 xícara (chá)
Calda	
Açúcar	3 xícaras (chá)
Água	2 xícaras (chá)

Preparo
Lavar muito bem as cascas e cortar em tirinhas. Levar ao fogo com a água e deixar aferventar. Jogar a água fora e reservar. Para a calda, em uma panela colocar o açúcar e a água e levar ao fogo para ferver. Quando começar a engrossar, acrescentar as cascas e deixar no fogo até que elas fiquem cozidas. Pode servir gelada com calda, ou retirar da calda, escorrer em uma peneira e depois passar no açúcar e deixar secar.

DOCE DE CASCAS DE MAMÃO

Ingredientes	Quantidades
Cascas de mamões maduros	cascas de 6 unidades
Açúcar	3 e ½ xícaras(chá)

Preparo
Deixar de molho na água as cascas dos mamões de um dia para outro. Picá-las, colocá-las numa panela e dar três fervuras, acrescentando as cascas sempre quando levantar fervura. Trocar a água a cada fervura. Na quarta fervura, deixar esfriar, bater no liquidificador adicionando 1 xícara (chá) de água e passar por uma peneira. Levar ao fogo com o açúcar até dar ponto (quando desprender do fundo da panela).

DOCE DE CASCAS DE MARACUJÁ

Ingredientes	Quantidades
Cascas de maracujás firmes	cascas de 6 unidades
Suco de maracujá	½ xícara (chá)
Açúcar	2 xícaras (chá)
Água	3 xícaras (chá)
Canela	2 pauzinhos

Preparo
Cortar os maracujás ao meio, retirar a polpa e descascar, deixando toda a parte branca. Depois de lavadas, cobrir as cascas com água e deixar de molho de um dia para outro. Escorrer e colocar numa panela. Juntar o açúcar, a água, o suco de maracujá e a canela. Levar ao fogo e cozinhar tudo até que se forme uma calda meio grossa.

DOCE DE CASCAS DE MEXERICA

Ingredientes	Quantidades
Cascas de mexericas poncã	cascas de 4 unidades
Açúcar	3 xícaras (chá)
Água	1 xícara (chá)
Canela em pau	a gosto
Cravo	6 unidades

Preparo
Corte as cascas da mexerica em tirinhas, coloque em uma panela, cubra com água e leve ao fogo para aferventar rapidamente. Retire a água, escorrendo numa peneira. Coloque as cascas numa travessa, cubra com água gelada e deixe de molho durante 3 dias na geladeira, trocando a água 2 vezes ao dia. No terceiro dia, coe a água e junte a casca aos demais ingredientes. Leve ao fogo médio e mexa até secar.

DOCE DA CASCAS DE TANGERINA

Ingredientes	Quantidades
Cascas de tangerinas	cascas de 6 unidades
Açúcar	3 xícaras(chá)
Água	5 xícaras(chá)
Cravos	10 unidades

Preparo

Descascar as tangerinas em pedaços grandes. Aferventar. Tirar do fogo sem destampar e deixar 1 dia em repouso. Nos 3 dias seguintes, manter em geladeira trocando a água duas vezes por dia até que a casca não esteja amarga. Fazer uma calda rala com água, o açúcar e o cravo. Colocar as cascas escorridas dentro da calda e cozinhar. Desligar o fogo e, no dia seguinte, cozinhar novamente para apurar.

DOCE DAS ENTRECASCAS DO MARACUJÁ

Ingredientes	Quantidades
Entrecascas de maracujá	12 pedaços (6 maracujás)
Suco de maracujá (sem água)	1 xícara (chá)
Açúcar	4 xícaras (chá)

Preparo

Cozinhe as cascas do maracujá por mais ou menos 20 minutos, escorra e despreze a água. Com uma colher de sopa, retire a entrecasca da casca dura e reserve. Faça a calda com o suco, 1 xícara de água e o açúcar. Coloque as entrecascas e deixe cozinhar até ficarem bem amareladas e a calda, grossa como geleia.

DOCE DE POLPA BRANCA DA MELANCIA

Ingredientes	Quantidades
Polpa branca da melancia	à vontade
Açúcar	1/3 do volume da polpa
Cravos	a gosto

Preparo
Passar pelo ralador a polpa da melancia. Medir a quantidade (volume). Levar para cozinhar. Acrescentar açúcar na quantidade de um terço do volume da polpa. Juntar os cravos e deixar cozinhar em fogo brando até apurar. Servir como sobremesa ou para recheio de bolos.

DOCE MULTIMISTURA

Ingredientes	Quantidades
Banana com casca	4 unidades
Mamão maduro picado	1 unidade
Abacaxi picado	2 unidades
Farelo de trigo	½ copo
Açúcar	a gosto

Preparo
Bater no liquidificador as bananas com casca e pouca água. Acrescentar as demais frutas e o açúcar e levar ao fogo até dar o ponto de doce. Quando o doce estiver quase pronto, misturar o farelo de trigo. Cozinhar até o ponto de geleia.

DOCINHO DE CASCAS DE ABACAXI COM COCO

Ingredientes	Quantidades
Cascas de abacaxi liquidificadas	4 xícaras de chá
Coco ralado	1 xícara de chá
Açúcar	2 xícaras de chá
Gema	3 unidades
Margarina	1 colher (sopa)

Preparo
Colocar em uma panela todos os ingredientes e levar ao fogo para cozinhar, mexendo sempre até soltar do fundo da panela. Deixar esfriar. Fazer os docinhos enrolando bolinhas e colocá-los em forminhas de papel.

FANTA LARANJA CASEIRA

Ingredientes	Quantidades
Cenoura	2 unidades grandes
Água	½ litro
Laranja com casca	1 unidade
Limão (suco)	2 unidades
Açúcar	a gosto
Gelo	a gosto

Preparo
Bater no liquidificador as cenouras com a água. Coar e reservar o resíduo para usar em arroz, em farofa, broas e outros. Voltar o suco para o liquidificador e acrescentar a laranja com casca bem lavada e sem sementes, o suco de limão, açúcar e gelo a gosto.

FANTA UVA CASEIRA

Ingredientes	Quantidades
Beterraba cozida	2 unidades
Água	2 litros
Limão (suco)	1 unidade
Laranja com casca	1 unidade
Açúcar	a gosto

Preparo
Bater primeiro a beterraba cozida no liquidificador e coar. Adicionar o restante dos ingredientes e bater bem. Coar e bater novamente. Servir com gelo a gosto.

GELATINA DE BANANA

Ingredientes	Quantidades
Banana madura	4 unidades
Casca de banana madura	2 xícaras (chá)
Água	4 xícaras (chá)
Leite	2 ½ xícaras (chá)
Açúcar	2 xícaras (chá)
Gelatina sem sabor	2 envelopes

Preparo
Lave bem as bananas, descasque e reserve. Pique as cascas e afervente na água até ficarem macias. Depois de cozidas, despreze a água e coloque as cascas no liquidificador, batendo com o leite e 1 xícara de açúcar. Reserve. À parte, dissolva a gelatina de acordo com as especificações e acrescente ao líquido do liquidificador, batendo mais um pouco. Despeje em taças e leve para gelar. Faça um doce com as bananas e 1 xícara de açúcar. Coloque sobre a gelatina quando estiver firme. Sirva gelada. No doce de banana, pode-se acrescentar suco de limão.

GELEIA DE CASCAS DE BANANA

Ingredientes	Quantidades
Cascas de banana	1 kg
Caldo de limão	1 colher (sopa)
Água	1 xícara (chá)
Açúcar	1 kg

Preparo
Levar para cozinhar as cascas com água e, quando amolecer, bater no liquidificador. Depois, colocar em uma panela, acrescentar o açúcar e o limão e levar de volta ao fogo para cozinhar, mexendo de vez em quando, no início, e depois mexer sempre até soltar do fundo da panela. Retirar da panela e deixar esfriar.

GELEIA DE CASCAS DE LEGUMES E FRUTAS

Ingredientes	Quantidades
Cascas de frutas e legumes variados	1 xícara (chá)
Açúcar	1 xícara (chá)
Canela em pau	a gosto

Preparo
Higienizar as cascas de frutas e legumes com uma escova. Retirar as cascas e batê-las no liquidificador com a água. Levar ao fogo com o açúcar e a canela. Cozinhar em fogo brando até dar o ponto de geleia.
Obs.: Podem ser usadas cascas de maçã, pera, chuchu, beterraba, nabo, pêssego, caqui, abacaxi, cenoura, mamão e melancia.

GELEIA DE CASCAS DE MAÇÃ E PÊSSEGO

Ingredientes	Quantidades
Cascas de maçãs	cascas de 6 unidades
Cascas de pêssegos	cascas de 6 unidades
Açúcar mascavo	1 xícara (chá)
Açúcar refinado	1 xícara (chá)
Caldo de limão	1 colher (sobremesa)
Manteiga	1 colher (café)

Preparo
Em uma panela, junte todos os ingredientes e ferva em fogo baixo até obter um ponto de doce que desgrude do fundo da panela. Esfrie por 10 minutos, leve ao liquidificador e bata por meio minuto. Esfrie completamente e sirva.

GELEIA DE CASCAs DE MAMÃO

Ingredientes	Quantidades
Mamão	1 unidade média
Açúcar	a gosto
Água	a gosto

Preparo

O mamão deve ser bem lavado e descascado. Colocar as cascas numa panela com água suficiente para cobri-las e levá-las ao fogo, deixando cozinhar bem. Quando estiverem desmanchando, retirar do fogo e passar na peneira. Medir a massa resultante e colocar a metade da medida de açúcar, levando ao fogo novamente até que se obtenha consistência gelatinosa.

GELEIA DE CASCAs DE MELÃO

Ingredientes	Quantidades
Cascas de melão	cascas de 1 unidade média
Canela	1 pauzinho
Cravo	2 unidades
Açúcar	a gosto
Água	a gosto

Preparo

Lavar e cortar em pedaços as cascas do melão (casca externa e branca) e levar para cozinhar com água que as cubra inteiramente. Cozinhar até que se desfaça a parte branca. Coar em pano limpo, fino, espremendo bem para tirar todo o suco. Para cada copo de suco obtido, juntar 1 copo de açúcar, acrescentar a canela e os cravos e levar novamente ao fogo para ferver até tomar o ponto de geleia.

KRI-KRI DE LARANJA (TANGERINA, LIMÃO)

Ingredientes	Quantidades
Cascas de laranja	a gosto
Açúcar	a gosto

Preparo
Cortar as cascas de laranja em tirinhas de meio centímetro. Deixar de molho, trocando de água até perder o amargo. Colocar uma medida de cascas de laranja, bem enxutas, para 1/2 medida de açúcar. Levar ao fogo, mexendo sempre. Quando começar a engrossar a calda, mexer até açucarar. Guardar em vidros esterilizados.

MARIOLA DE CASCAS DE BANANA

Ingredientes	Quantidades
Cascas de banana	2 copos (americano)
Banana amassada	1 copo (americano)
Farinha de trigo	½ copo (americano)
Sumo de limão	2 colheres (sopa)
Açúcar	a gosto

Preparo
Cozinhar as cascas de bananas bem lavadas e bater no liquidificador. Juntar os outros ingredientes e levar ao fogo. Cozinhar bem até secar toda umidade. Acrescentar açúcar equivalente à metade do peso da massa. Cozinhar até se transformar uma pasta dura. Derramar em um mármore ou em qualquer superfície lisa, untada com margarina. Trabalhar um pouco a massa. Modelar as mariolas e passar no açúcar cristal. Deixar secar em temperatura ambiente ou em forno fraco.

PANETONE DE LIQUIDIFICADOR

Ingredientes	Quantidades
Ovo	3 unidades
Suco de laranja	¾ de xícara (chá)
Leite	½ xícara (chá)
Margarina	½ xícara (chá)
Açúcar	2 xícaras (chá)
Farinha de trigo	800 gramas
Fermento fresco	2 tabletes (15g)
Raspas da casca de laranja	1 colher (sobremesa)
Cascas de goiabas	casca de 2 unidades
Cascas de maçãs	casca de 3 unidades
Cascas de bananas d'água	casca de 3 unidades
Cascas de mangas	casca de 2 unidades
Fôrma de papel panetone	3 unidades

Preparo

Em uma bacia coloque a farinha e reserve. Bata no liquidificador os ovos, o suco, o leite, a margarina, o açúcar, as raspas da laranja e, por último, o fermento. Despeje em uma tigela e misture a farinha reservada aos poucos. Coloque as cascas e misture bem. Coloque para crescer nas fôrmas próprias para panetone por 1 hora ou até dobrar de volume. Leve para assar por mais ou menos 35 minutos.

PÃO DOCE DE ABACAXI

Ingredientes	Quantidades
Suco de casca de abacaxi	1 xícara (chá)
Sal	1 colher (chá)
Açúcar	4 colheres (sopa)
Farinha de trigo	½ quilo (aproximadamente)
Fermento biológico	30 g
Margarina	50 g
Gema para pincelar	1 unidade
Gema	3 unidades

Preparo
Dissolver o fermento no açúcar, acrescentar as gemas, margarina, suco, sal e misturar a farinha de trigo até formar uma massa que não grude nas mãos. Dividir a massa em duas ou três partes, enrolar os pães e deixar crescer até dobrar de tamanho. Pincelar com gema e levar para assar.

PASTEL DOCE DE ABACAXI

Ingredientes	Quantidades
Massa	
Sal	1 colher (chá)
Açúcar	2 colheres (sopa)
Óleo	2 colheres (sopa)
Farinha de trigo	½ kg
Água morna	o suficiente
Recheio	
Maisena	1 colher (sopa) rasa
Açúcar	½ xícara de chá
Cascas de abacaxi	casca de 1 unidade
Óleo	para fritar
Água	1 litro

Preparo
Massa: Colocar a farinha em uma tigela ou mármore e abrir uma cova. Acrescentar o óleo, açúcar, sal e a água aos poucos, misturando bem com as mãos até formar uma massa firme que não grude. Deixar descansar por ½ hora. Depois, abrir a massa com o rolo ou cilindro, colocar o recheio, fechar o pastel e fritar em óleo quente.

Recheio: Colocar a água e a casca de abacaxi para cozinhar. Depois de bem cozido, bater no liquidificador. Colocar em uma panela, juntar o açúcar e levar ao fogo. Quando estiver fervendo, acrescentar a maisena dissolvida em um pouco de água e deixar cozinhar até engrossar. Deixar esfriar. Depois de fritar os pastéis, polvilhar com açúcar.

PAVÊ DE CASCAS DE TANGERINA

Ingredientes	Quantidades
Massa	
Cascas de tangerina	2 unidades
Ovo	3 unidades
Açúcar	1 xícara (chá)
Farinha de trigo	½ xícara (chá)
Chocolate em pó	½ xícara (chá)
Fermento em pó	1 colher (chá)
Creme	
Suco de tangerina	1 xícara (chá)
Açúcar	2 colheres (sopa)
Creme de leite	4 colheres (sopa)
Amido de milho	1 colher (sopa)
Cobertura	
Bolacha doce	2 unidades

Preparo

Para a massa, higienize bem as cascas de tangerina e deixe de molho por 2 dias em geladeira, trocando a água 2 vezes ao dia. Depois, afervente por 3 vezes, escorrendo a água a cada fervura. Bata a casca no liquidificador e reserve. Separadamente, bata as claras em neve, acrescente o açúcar e as gemas e continue batendo. Junte as cascas liquidificadas. À parte misture a farinha, o chocolate e o fermento, peneire sobre a mistura de ovos e mexa. Despeje a massa em fôrma untada e asse por mais ou menos 30 minutos. Para o creme, leve todos os ingredientes ao fogo em uma panela e mexa até que engrosse. Depois que a massa esfriar, corte em pedaços e monte da seguinte maneira: 1ª camada de creme e a 2ª camada de bolo, terminando em creme. Para a cobertura, quebre as bolachas e salpique sobre o doce.

PUDIM DE GOIABA COM CASCA

Ingredientes	Quantidades
Amido de milho	4 colheres (sopa)
Açúcar	6 colheres (sopa)
Goiaba vermelha	1 unidade
Água	1 copo
Leite	1 copo

Preparo
Dissolver o amido de milho num pouco de leite. Bater a goiaba com a água até obter um copo de suco. Juntar todos os ingredientes numa panela e levar ao fogo até engrossar, mexendo sempre. Despejar em uma fôrma para pudim umedecida com água.

PUDIM DE PÃO E ABACAXI

Ingredientes	Quantidades
Abacaxi	1 xícara (chá)
Cascas de pão	2 xícaras (chá)
Leite quente	2 xícaras (chá)
Mel	1/4 xícara (chá)
Suco de limão	1 colher (sopa)
Sal	½ colher (chá)
Ovo batido	2 unidades
Calda	
Açúcar	3 colheres de sopa

Preparo
Misturar o abacaxi passado no liquidificador com os ingredientes restantes. Despejar numa fôrma caramelizada com o açúcar. Assar em forno moderado em banho-maria por cerca de 45 minutos. Servir com o molho da seguinte maneira: bater a manteiga com o açúcar, juntar as cascas raladas e o suco de limão. Mexer bem. Levar à geladeira até que firme. Servir frio em cima da sobremesa morna.

REFRESCANTE CASEIRO

Ingredientes	Quantidades
Cenoura	4 unidades grandes
Suco de limão	1 copo (americano)
Cascas de laranja	casca de 1 unidade
Água	3 litros
Açúcar	a gosto
Gelo	a gosto

Preparo
Bata no liquidificador as cenouras com dois copos de água e coe (utilize o resíduo para preparar bolos). À parte, bata o suco de cenoura, o suco de limão e as cascas de laranja. Coe em uma peneira e acrescente o restante da água, o açúcar e o gelo.
Dica: Pode-se utilizar no lugar da cenoura a beterraba.

REFRESCO DE CASCAS DE MELÃO

Ingredientes	Quantidades
Cascas de melão	4 xícaras (chá)
Água	1 litro
Açúcar	1 xícara (chá)
Limão (suco)	2 unidades
Hortelã	10 folhas

Preparo
Afervente as cascas de melão. Depois de cozidas, escorra e reserve a água e as cascas separadamente. Coloque a água no liquidificador e complete até 1 litro. Coloque as cascas de melão, o açúcar, o suco do limão e a hortelã. Bata bem, coe e sirva gelado.

SUCO DE CASCAS DE FRUTAS

Ingredientes	Quantidades
Cascas de frutas variadas	3 xícaras (chá)
Água	2 litros
Açúcar	a gosto

Preparo
 Higienizar bem as cascas, bater no liquidificador com água. A seguir, coar bem e adoçar a gosto. Pode utilizar apenas as cascas de uma fruta, como a de abacaxi, maçã, manga etc.

SUCO DE CASCAS DE LARANJA

Ingredientes	Quantidades
Cascas de laranjas	cascas de 5 unidades
Água	2 litros
Açúcar ou mel	a gosto

Preparo
 Higienize bem as laranjas e descasque-as, deixando o mínimo da parte branca. Em uma panela, coloque a água, as cascas e ferva por 30 minutos em fogo baixo. Coe, esfrie e adoce a gosto. Sirva levemente gelado.

SUCO DE MARACUJÁ, MAÇÃ E CAMOMILA

Ingredientes	Quantidades
Chá de camomila	10 saquinhos
Água	20 xícaras (chá)
Cascas de maçãs	cascas de 10 unidades
Suco concentrado de maracujá	1 xícara (chá)
Açúcar	a gosto

Preparo
 Faça um chá com as 10 xícaras de chá de água e os saquinhos de chá de camomila. Bata no liquidificador a água restante, as cascas de maçã, o suco de maracujá e o açúcar. Coe e leve para gelar.

TORTA MOUSSE DAS CASCAS DE MARACUJÁ

Ingredientes	Quantidades
Geleia	
Cascas de maracujás	5 unidades de 250 g
Açúcar	4 xícaras (chá)
Suco de maracujá feito com polpa	1 xícara (chá)
Água	6 xícaras (chá)
Canela em pau	2 pedaços
Merengue	
Claras	3 unidades
Açúcar	1 ½ xícara (chá)
Água	100 mL
Base	
Farinha de rosca	1 xícara (chá)
Açúcar	½ xícara (chá)
Amido de milho	½ xícara (chá)
Manteiga	150 g

Preparo

Para a geleia, corte os maracujás ao meio, retire a polpa e descasque-os, deixando toda a parte branca. Lave-as e cubra-as com água, deixando de molho de um dia para o outro. Escorra e leve ao fogo com o restante dos ingredientes. Cozinhe até que as cascas fiquem macias. Retire a canela e bata tudo no liquidificador.

Para o merengue, leve a água e o açúcar ao fogo e cozinhe até o ponto de bala mole. Bata as claras em neve e adicione a clara aos poucos, até obter o merengue homogêneo.

Para o recheio, misture metade do merengue na geleia delicadamente.

Para a base, misture os ingredientes secos, e adicione aos poucos a manteiga derretida, até obter uma massa homogênea.

Na montagem, forre com a base o fundo e a lateral de uma fôrma de fundo falso. Leve para assar em forno médio pré-aquecido por 2 minutos. Deixe esfriar e coloque o recheio. Decore com a outra metade do merengue e leve para gelar por 4 horas. Tire da fôrma e sirva.

3 PREPARAÇÕES COM FOLHAS

As folhas dos vegetais possuem grandes quantidades de vitaminas e sais minerais, tais como folatos, vitamina C, cálcio, fósforo e potássio. Em muitos casos, suas concentrações de nutrientes são superiores às da parte normalmente utilizada do vegetal, como é o caso da folha de beterraba que possui uma maior quantidade de ferro quando comparada à quantidade de ferro da beterraba propriamente dita.

CONTEÚDO DE VITAMINAS EM FOLHAS DE VEGETAIS

Folhas (100 gramas)	Vit. A (μg)	Vit. B1 (μg)	Vit. B2 (μg)	Vit. B3 (mg)	Vit C (mg)
De abóbora	600	90	60	3,200	80
De abobrinha verde (folhas + talos)	270	140	170	1,8	58
De aipo	105	65	35	0,235	26,8
De batata doce	975	100	280	0,9	70
De beterraba	525	70	220	0,6	50
De brócolis	1500	80	200	0750	80
De inhame	100	77	60	2,4	80
De nabo	473	60	130	0,520	65,9

" FOLHAS, TÁ PRA MIM
EU GOSTO DE VER
A FOLHA, NO CHÃO DO PARQUE
NA ÁRVORE E NO JARDIM
TAMBÉM GOSTO DE FOLHA NO PRATO
PARA COMER
NO BOLINHO, NA SOPA
É NUTRITIVO, TA PRA MIM"

Folhas

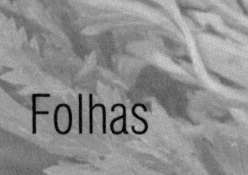

SALGADOS

BERINJELAS REFOGADAS COM FOLHAS DE BETERRABA

Ingredientes	Quantidades
Berinjela	2 unidades
Pimentão vermelho cortado	1 unidade
Pimentão amarelo cortado	1 unidade
Folhas de beterrabas	folhas de 2 unidades
Água	½ xícara (chá)
Azeitonas pretas picadas	6 unidades
Salsa picada	2 colheres (sopa)
Dentes de alho picados	3 unidades
Cebola pequena picada	1 unidade
Óleo	2 colheres (sopa)
Sal	1 colher (sopa)
Coentro em grão	1 colher (sopa)

Preparo
Lave as berinjelas e as folhas, corte-as em pedaços pequenos e reserve-as. Em uma panela, refogue o alho e a cebola no óleo. Junte os pimentões e refogue por mais 1 minuto. Acrescente as berinjelas, o coentro em grão e refogue em fogo baixo mais 1 minuto. Adicione água e cozinhe por 5 minutos. Junte as folhas e todos os ingredientes restantes. Desligue após 5 minutos de cozimento. Sirva em seguida.

BOLINHOS DE ARROZ COM FOLHAS

Ingredientes	Quantidades
Arroz cozido (sobra)	2 xícaras (chá)
Leite	1 xícara (chá)
Folhas picadas	1 xícara (chá)
Salsinha picada	¼ xícara (chá)
Cebola ralada	1 unidade
Queijo ralado	2 colheres (sopa)
Ovos	2 unidades
Farinha de trigo	1 xícara (chá)
Fermento em pó	1 colher (chá)
Temperos	a gosto
Óleo	para fritar
Farinha de rosca e ovos	para envolver

Preparo

Numa tigela, colocar o arroz e amassar bem com o garfo. Acrescentar as folhas, temperar com sal, pimenta, salsinha, queijo ralado, cebola e juntar os ovos batidos, o leite e a farinha de trigo, formando uma massa não muito mole. Por último colocar o fermento. Fazer bolinhos com as mãos, passar no ovo batido e na farinha de rosca e fritar em óleo quente.

Obs: o bolinho de arroz pode ser feito com folhas picadas de espinafre, brócolis, couve-flor ou repolho.

BOLINHOS DE FOLHAS DE BETERRABA

Ingredientes	Quantidades
Folhas de beterraba	1 prato cheio
Água	1 xícara (chá)
Farinha de trigo	4 colheres (sopa)
Fermento em pó	1 pitada
Sal	a gosto
Óleo	para fritar

Preparo
   Preparar uma massa com a água, sal, farinha de trigo e fermento. Misturar bem até formar um creme. Acrescentar as folhas cortadas, o fermento e o sal, misture bem. Aquecer o óleo numa frigideira e frite os bolinhos às colheradas. Dica: Essa receita pode ser preparada com folhas de cenoura.

BOLINHOS DE FOLHAS DE BRÓCOLIS

Ingredientes	Quantidades
Folhas de brócolis	3 xícaras (chá)
Cebola picada	1 unidade
Alho amassado	2 dentes
Leite	1 xícara (chá)
Farinha de trigo	1 xícara (chá)
Sal e temperos	a gosto
Fermento em pó (opcional)	1 pitada
Óleo	para fritar

Preparo
   Fazer um refogado com a cebola, o alho e as folhas de brócolis. Depois acrescentar a farinha misturada com o leite e deixar cozinhar, mexendo sempre, até formar um creme grosso. Temperar a gosto. À parte, aquecer o óleo, fazer os bolinhos e fritá-los em óleo quente.

CHARUTO ECONÔMICO

Ingredientes	Quantidades
Folhas de couve-flor	6 unidades
Recheio	
Cebola	1 colher (sopa)
Alho	1 dente
Óleo	1 colher (sopa)
Acém moído	300 g
Arroz cozido	2 xícaras (chá)
Salsa	1 colher (sopa)

Molho

Tomate maduro	1 xícara (chá)
Cebola	1 colher (sopa)
Alho	1 dente
Óleo de soja	1 colher (sopa)
Caldo de vegetais	a gosto

Preparo

Lave bem as folhas de couve-flor, corte ao meio cada uma, escorra e reserve. Para o recheio, frite a cebola e o alho no óleo. Junte a carne moída e o sal, frite mais um pouco, acrescente o arroz e a salsa e refogue. Para o molho, bata todos os ingredientes no liquidificador e leve ao fogo para cozinhar até engrossar. Abra as folhas de couve-flor, recheie, enrole e prenda com palito de dente. Coloque os charutinhos num refratário, cubra com o molho de tomate.

Dica: Substitua as folhas de couve-flor por folhas de couve-manteiga.

CREME DE FOLHAS DE COUVE-FLOR

Ingredientes	Quantidades
Folhas de couve-flor	5 xícaras (chá)
Cebola	½ xícara (chá)
Leite	1 xícara (chá)
Água	½ xícara (chá)
Óleo	2 colheres (sopa)
Farinha de trigo	1 colher (sopa)
Sal	a gosto

Preparo

Higienizar bem as folhas de couve-flor e picá-las muito bem. Em uma panela, refogar a cebola no óleo até dourar. Juntar as folhas picadas e o sal. Misturar bem. À parte, misturar a farinha, o leite e a água. Adicionar a mistura ao refogado, mexendo bem até o creme encorpar. Deixar cozinhar. Servir quente.

CREME DE FOLHAS DE RABANETE

Ingredientes	Quantidades
Folhas de rabanetes	folhas de 2 maços de rabanetes
Leite	2 xícaras (chá)
Amido de milho	2 colheres (sobremesa)
Cebola média ralada	1 unidade
Óleo	1 colher (sopa)
Manteiga gelada	1 colher (sobremesa)
Noz-moscada	1 pitada
Queijo ralado	1 colher (chá)
Sal	1 colher (chá) rasa

Preparo

Higienize e escalde as folhas de rabanete em água fervendo por 3 minutos. Retire as folhas, escorra, pique-as muito bem e reserve. Em uma panela, refogue a cebola no óleo e acrescente as folhas picadas, o sal, a noz-moscada e o queijo. Dilua o amido no leite, derrame sobre as folhas e mexa delicadamente até encorpar. Desligue e junte a manteiga gelada, mexendo até que fique uniforme. Sirva em seguida.

ESFIHAS COM RECHEIO DE FOLHAS

Ingredientes	Quantidades
Massa	
Farinha de trigo integral	2 xícaras (chá)
Farinha de trigo branca	6 xícaras (chá)
Leite morno	2 xícaras (chá)
Fermento biológico para pão	15 g (1 tablete)
Ovo	1 unidade
Azeite	1 colher (sopa)
Manteiga	1 colher (chá)
Açúcar mascavo	1 colher (sobremesa)
Sal	1 colher (chá)

Recheio	
Folhas de beterraba cortadas	1 prato (fundo)
Folhas de couve-flor cortadas	1 prato (fundo)
Cebolas médias picadas	2 unidades
Azeite	2 colheres (sobremesa)
Azeitonas verdes picadas	6 unidades
Coentro ou salsa	2 colheres (sopa)
Limão espremido	1 unidade
Sal	1 colher (chá)

Preparo

Junte os ingredientes secos da massa e abra uma cavidade central. Derreta o fermento, o azeite e a manteiga no leite morno e derrame nessa cavidade. Adicione o ovo e misture a massa com as mãos, sovando-a bem. Deixe-a descansar por 2 horas ou até que dobre o volume. Em um recipiente, junte todos os ingredientes do recheio, mexa com as mãos apertando levemente a verdura com os temperos e reserve. Formate toda a massa em bolinhas médias e depois abra cada uma, formando um círculo. Coloque um pouco do recheio no centro e depois feche o circulo, puxando as duas laterais e finalizando com a parte de baixo. Leve-as para assar em forno médio, previamente aquecido, por 20 minutos. Retire-as do forno e sirva acompanhadas de pedaços de limão.

ESFIHAS DE FOLHAS DE COUVE-FLOR

Ingredientes	Quantidades
Massa	
Fermento biológico	1 e ½ colher (sopa)
Açúcar	2 colheres (sopa)
Água morna	1 xícara (chá)
Óleo	5 colheres (sopa)
Sal	½ colher (sopa)
Farinha de trigo	1 xícara (chá)
Gema	1 unidade
Recheio	
Cebola picada	1 e ½ xícara (chá)
Óleo	2 colheres (sopa)
Folhas de couve-flor	3 xícaras (chá)
Sal	a gosto

Preparo

Massa: Dissolver o fermento no açúcar e juntar a água morna, o óleo, o sal e a farinha aos poucos, até a massa soltar das mãos. Cobrir e deixar descansar por 30 minutos. Abrir a massa em círculos com aproximadamente 15 cm, colocar o recheio e fechar as esfihas, pincelar com a gema batida e levar para assar em assadeira enfarinhada, em forno pré-aquecido, até dourar.

Recheio: Refogar a cebola no óleo e acrescentar as folhas de couve-flor picadas e o sal.

FAROFA DE FOLHAS E TALOS

Ingredientes	Quantidades
Óleo	2 colheres (sopa)
Cebola ralada	2 colheres (sopa)
Farinha de mandioca torrada	2 xícaras (chá)
Sal	a gosto
Folhas ou talos bem lavados, picados e refogados	

Preparo

Refogar a cebola e o óleo até dourar. Juntar as folhas ou os talos. Acrescentar, aos poucos, a farinha de mandioca e o sal. Mexer bem. Servir em seguida. Podem ser usadas folhas de beterraba, rabanete, nabo, couve-flor, brócolis ou mesmo seus talos.

FAROFA MULTIMISTURA DE FOLHAS

Ingredientes	Quantidades
Óleo	1/2 xícara (chá)
Pimenta do reino	1 pitada
Cheiro verde	a gosto
Farelo de trigo torrado	1/2 xícara (chá)
Fubá torrado ou pré-cozido	1/2 xícara (chá)
Farinha de mandioca	1 xícara (chá)
Folhas diversas refogadas	1 xícara (chá)
Cebola picada	1 unidade média
Sal e tempero	a gosto
Alho	a gosto

Preparo

Refogue a cebola e o alho em um pouco de óleo e acrescente a pimenta do reino, a farinha de mandioca, o fubá, o farelo de trigo, as verduras refogadas, o restante do óleo e, no final, o cheiro verde.

FEIJOADA DE FOLHAS

Ingredientes	Quantidades
Feijão preto	3 xícaras (chá)
Folhas de couve-flor em pedaços	1 prato fundo
Folhas de beterraba	1 prato fundo
Folhas de nabo	1 prato fundo
Folhas de cenoura	1 prato fundo
Cominho em pó	1 colher (café)
Louro	2 folhas
Dentes de alho amassados	3 unidades
Cebola pequena picadinha	1 unidade
Óleo	2 colher (sopa)
Ricota cortada	1 colher (sobremesa)
Pão amanhecido	1 unidade
Sal	1 colher (chá)

Preparo

Cozinhe o feijão e reserve. Higienize bem todas as folhas, deixe escorrer e reserve. Rale o pão em um ralador fino e reserve. Em outra panela, refogue o alho e a cebola no óleo. Adicione o feijão, o cominho, o louro, o sal e, se necessário, mais um pouco de água. Ferva por 15 minutos. Junte as folhas e a ricota e deixe ferver por mais 10 minutos, em fogo baixo. Acrescente o pão ralado, mantenha no fogo por mais 2 minutos ou o tempo suficiente para se misturar totalmente no caldo. Desligue e sirva em seguida.

FOLHAS DE COUVE-FLOR GRATINADAS

Ingredientes	Quantidades
Folhas de couve-flor	3 pratos (fundos)
Queijo minas	200 g
Queijo ralado	2 colheres (sopa)
Creme de leite *light*	1 xícara (chá)
Leite	1 xícara (chá)
Noz-moscada	1 pitada
Cebola ralada	1 colher (sopa)
Óleo	1 colher (chá)
Orégano	1 colher (café)
Amido de milho	1 colher (sopa)

Preparo

Higienize as folhas de couve-flor (as mais tenras), corte-as em tiras e passe pela água fervente, por 3 minutos. Escorra e reserve. Refogue a cebola no óleo, junte o leite com o amido já dissolvido, o creme de leite, o queijo, a noz-moscada e o orégano. Mexa até obter uma consistência mais cremosa. Em uma fôrma refratária untada, monte o gratinado: coloque, em sequência, uma camada de creme, uma de queijo minas e uma de folhas. Termine a montagem polvilhando o queijo ralado. Leve ao forno médio, previamente aquecido, por 20 minutos e sirva em seguida.

FOLHAS REFOGADAS

Ingredientes	Quantidades
Folhas picadas	3 xícaras (chá)
Cebola picada	1 unidade pequena
Dente de alho amassado	1 unidade
Óleo	2 colheres (sopa)
Sal e pimenta do reino	a gosto

Preparo

Refogar no óleo a cebola e o alho até dourarem. Juntar as folhas, o sal e a pimenta do reino. Misture bem e deixe cozinhar em fogo baixo com a panela tampada. Se necessário, acrescentar água aos poucos para não queimar.

LASANHA DE PANQUECA ROSA

Ingredientes	Quantidades
Massa	
Talos de beterraba	1 xícara (chá)
Farinha de trigo	1 xícara (chá)
Leite	½ xícara (chá)
Água	1 xícara (chá)
Ovo	1 unidade
Margarina	1 colher (sopa)
Óleo	3 colheres (sopa)
Sal	a gosto
Recheio	
Acém	170 g
Cebola ralada	2 colheres (sopa)
Alho picado	1 dente
Óleo	2 colheres (sopa)
Folhas de beterraba picada	1 xícara (chá)
Tomate picado	1 xícara (chá)
Caldo de carne	a gosto
Molho	
Farinha de trigo	2 colheres (sopa)
Leite	1 xícara (chá)
Margarina	1 colher (sopa)
Água	2 xícaras (chá)
Noz moscada	a gosto
Sal	a gosto

Preparo

Para massa, bata todos os ingredientes no liquidificador. Frite as panquecas em frigideira untada com óleo. Para o recheio, refogue a cebola e o alho no óleo. Junte o tomate e refogue mais um pouco. Acrescente os outros ingredientes, misture e deixe cozinhar. Para o molho, bata o leite, a água e a farinha de trigo no liquidificador até ficar homogêneo. Reserve. Derreta a margarina em uma panela, acrescente a mistura do liquidificador e os temperos. Deixe cozinhar até engrossar. Desligue o fogo e despeje sobre a massa. Dica: Não leve a lasanha ao forno, pois a cor rosa se perde no aquecimento.

FOLHAS AO TRIGO PARA QUIBE

Ingredientes	Quantidades
Trigo para quibe	2 xícaras (chá)
Água	½ xícara (chá)
Folhas de couve-flor	2 xícaras (chá)
Alho	2 dentes
Óleo	2 colheres (sopa)
Linguiça *light*	240 g
Tomate picado	1 xícara (chá)
Salsa picada	1 colher (sopa)
Sal	a gosto

Preparo

Deixe o trigo de molho na água quente por 15 minutos. Escorra bem e reserve. Refogue as folhas de couve-flor no alho e óleo. Acrescente a linguiça previamente afervantada e o tomate. Deixe cozinhar. Quando estiver pronto, acrescente o trigo e desligue o fogo. Adicione o sal, a salsa e tampe a panela.

OMELETE DE FLOR DE ABÓBORA

Ingredientes	Quantidades
Flor de abóbora	a gosto
Ovo	2 unidades
Sal	a gosto
Temperos picados	a gosto
Farinha de trigo	1 colher (sopa)

Preparo

Higienize as flores com água fria e reserve. Bata as claras em neve, coloque as gemas, acrescente sal, temperos e farinha, misture, frite em óleo quente usando as flores como recheio.

PANQUECA VERDE

Ingredientes	Quantidades
Massa	
Talos e folhas (espinafre, cenoura, beterraba) cortados e cozidos	1 xícara (chá)
Farinha de trigo	1 xícara (chá)
Leite	1 xícara (chá)
Margarina	1 colher (sopa)
Sal	½ colher (chá)
Ovo	2 unidades
Recheio	
Talos e folhas bem lavados e picados	6 xícaras (chá)
Óleo	2 colheres (sopa)
Alho picado	1 dente
Cebola picada	1 unidade
Sal	a gosto

Preparo

Massa: Colocar os talos no liquidificador, acrescentar o leite e bater até a mistura ficar homogênea. Passar a massa por uma peneira. Colocar a massa no liquidificador e acrescentar os ovos. Adicionar farinha, sal e margarina e reservar a massa.

Recheio: Colocar o óleo numa panela. Acrescentar a cebola e o alho e deixar dourar. Acrescentar os talos e as folhas e água se necessário. Juntar o sal, tampar a panela e deixar cozinhar.

Montagem da panqueca: Colocar a massa na frigideira, espalhar bem e deixar fritar dos dois lados. Rechear as panquecas.

PASTELÃO DE VEGETAIS E FOLHAS

Ingredientes	Quantidades
Farelo de trigo	1 xícara (chá)
Farinha de trigo	1 xícara (chá)
Óleo	8 colheres (sopa)
Açúcar	1 colher (sopa)
Água	7 colheres (sopa)
Fermento em pó	1 colher (café)

Recheio:

Cebola	1 unidade média
Abóbora cozida e picada	1 xícara (chá)
Folhas refogadas e picadas	1 xícara (chá)
Tomates picados	2 unidades
Dentes de alho	2 unidades
Óleo	para refogar
Sal	a gosto

Preparo

Numa panela, refogar todos os ingredientes do recheio e reservar. Em outra vasilha, preparar a massa. Misturar o óleo e o açúcar e juntar aos poucos a farinha e o farelo de trigo, mexendo bem. Colocar água até formar a massa. Acrescentar o fermento e deixar descansar por 1 hora. Abrir a massa, colocar o recheio e cobrir com o restante da massa, fechando as bordas do pastelão. Fazer alguns furos com o garfo e assar por 10 minutos.

POLENTA NUTRITIVA

Ingredientes	Quantidades
Talos picados	1 xícara (chá)
Folhas picadas	1 xícara (chá)
Legumes picados	1 xícara (chá)
Cebola picadinha	1 unidade
Dentes de alho amassado	2 unidades
Óleo	o necessário
Fubá	500 g
Sal e pimenta	o necessário
Água	2 L

Preparo

Higienizar as folhas e os legumes muito bem picá-los e levá-los para refogar. Em uma panela, colocar o óleo e, depois de aquecido, juntar a cebola e o alho para refogar um pouco. Acrescentar as folhas e os talos e mexer bem. Depois de tudo refogado, acrescentar a água para cozinhar. Quando tudo tiver cozido, temperar com sal e pimenta, acrescentar a água e ir derramando o fubá, sempre mexendo para não empelotar. Deixar cozinhar bem, mexendo até soltar do fundo da panela. Colocar em uma assadeira ou refratário. Pode ser servida com molho, ou então, cortada em pedaços e frita em óleo quente.

QUICHE DE FOLHAS DE RABANETE COM QUEIJO

Ingredientes	Quantidades
Massa	
Farinha de trigo	2 xícaras (chá)
Farinha de trigo integral	1 xícara (chá)
Margarina	1 xícara (chá)
Gemas	2 unidades
Sal	1 colher (chá)
Recheio	
Folhas de rabanete	folhas de 1 maço
Dente de alho amassado	1 unidade
Óleo	1 colher (sopa)
Queijo minas fresco	200 g
Ovos	3 unidades
Leite	½ xícara (chá)
Creme de leite *light*	½ xícara (chá)
Noz-moscada ralada	1 pitada
Queijo ralado	1 colher (chá)
Sal	1 colher (café)

Preparo

Junte os ingredientes da massa, misture tudo muito bem até formar uma bola de massa. Deixe descansar por 5 minutos e reserve. Higienize as folhas de rabanete, corte-as em pedaços pequenos e reserve. Refogue o alho no óleo, junte as folhas de rabanete e refogue por mais 2 minutos, em fogo baixo. Em um recipiente, junte o leite, o creme de leite, os ovos bem batidos, a noz-moscada, o sal, o queijo minas bem amassado com um garfo e o refogado das folhas e reserve. Forre uma assadeira com a massa, cobrindo o fundo e as bordas. Derrame por cima o recheio, polvilhe com o queijo ralado e leve ao forno médio, previamente aquecido, por cerca de 30 minutos ou até começar a dourar.

REFOGADO DE FOLHAS

Ingredientes	Quantidades
Folhas de beterrabas	folhas de 4 beterrabas
Dentes de alho amassados	2 unidades
Cebola média picadinha	1 unidade
Tomate picado	2 unidades
Salsinha picada	2 colheres (sopa)
Louro	1 folha
Óleo	2 colheres (sopa)
Sal	1 colher (chá)

Preparo

Higienize bem as folhas, escorra, corte em tiras e reserve. Refogue a cebola e o alho no óleo, junte os tomates, o sal e o louro e mexa um pouco. Logo em seguida acrescente as folhas e mexa, mantendo a panela tampada. Após cerca de 10 minutos acrescente a salsinha e mexa. Desligue logo em seguida. Sirva quente.

ROCAMBOLE DE FOLHAS E TALOS

Ingredientes	Quantidades
Massa	
Fermento fresco	30 g (2 tabletes)
Água morna	1 xícara (chá)
Óleo	½ xícara (chá)
Sal	1 colher (sobremesa)
Farinha de trigo	½ kg
Recheio	
Alho	a gosto
Cebola	a gosto
Folhas	a gosto
Talos (beterraba, espinafre, couve)	a gosto

Preparo
Massa: Dissolver o fermento na água. Juntar o óleo, o sal e aos poucos a farinha. Amassar tudo até que a massa não grude nas mãos. Deixar crescer até dobrar de volume. Abrir a massa, rechear, enrolar e deixar descansar até dobrar de volume. Levar para assar em forno pré-aquecido.
Recheio: Fazer um refogado com o alho, a cebola, as folhas e os talos. Deixar esfriar e rechear o rocambole.

SALADA DE FOLHAS DE BETERRABA

Ingredientes	Quantidades
Folhas de beterrabas	folhas de 4 beterrabas
Beterrabas cozidas	3 unidades
Laranjas-pêra descascadas	3 unidades
Vinagre	3 colheres (sopa)
Queijo	3 colheres (sopa)
Suco de laranja	2 colheres (sopa)
Azeite	1 colher (sopa)
Sal	1 colher (chá)

Preparo
Higienize, escorra e corte em tiras bem finas as folhas de beterraba e reserve. Em um recipiente, junte o queijo levemente amassado, o vinagre, o suco de laranja, o azeite, o sal e misture tudo muito bem. Disponha, sobre uma travessa, as folhas, as beterrabas cortadas em tiras finas, as laranjas e finalize derramando o molho sobre a salada.

SANDUICHE COM FOLHAS DE REPOLHO

Ingredientes	Quantidades
Fatias de pão integral	a gosto
Folhas de repolho	1 prato (fundo)
Fatias de ricota	a gosto
Mostarda	1 colher (sopa)
Suco de limão	1 colher (chá)
Azeite	1 colher (sopa)
Sal	1 pitada
Requeijão cremoso	para untar o pão

Preparo

Higienize, escorra e corte as folhas do repolho em tiras bem finas e reserve. Em um recipiente, misture as folhas do repolho, a mostarda, o limão, o azeite e o sal. Unte ambas as fatias de pão com o requeijão e recheie com um pouco de folhas temperadas e a fatia de ricota. Sirva em seguida.

SOPA COLORIDA E NUTRITIVA

Ingredientes	Quantidades
Batatas	2 unidades
Cenoura	1 unidade
Batata baroa	1 unidade
Chuchu	1 unidade
Beterraba	½ unidade
Cebola	1 unidade
Abobrinha, abóbora, folhas verdes	a gosto
Sal e cheiro verde	a gosto

Preparo

Cozinhar numa panela com água todos os ingredientes e temperar a gosto. Bater no liquidificador, voltar para a panela e deixar ferver. Depois do fogo desligado, salpicar cheiro verde.

SUFLÊ DE FOLHAS

Ingredientes	Quantidades
Folhas cozidas e picadas	2 xícaras de chá
Leite	1 xícara de chá
Farinha de trigo	2 colheres de sopa
Óleo	1 colher de sopa
Ovos	3 unidades
Sal	a gosto

Preparo

Misturar o leite, a farinha de trigo e o óleo. Levar ao fogo mexendo sempre até engrossar. Retirar do fogo, acrescentar as gemas e as folhas misturando bem. Colocar as claras em neve misturando cuidadosamente. Levar ao forno para assar em fôrma untada até dourar. Pode-se preparar esta receita com folhas de beterraba, cenoura, nabo, rabanete, brócolis, couve-flor etc.

TEMPURÁ BRASILEIRO

Ingredientes	Quantidades
Óleo	1 colher (sopa)
Cebola	2 colheres (sopa)
Alho	1 dente
Talos picados	1 ½ xícara (chá)
Ramas e folhas picadas	1 ½ xícara (chá)
Ovo	2 unidades
Leite	1 xícara (chá)
Farinha de trigo	1 xícara (chá)
Amido de milho	1 colher (sopa)
Fermento em pó	1 colher (chá)
Sal	a gosto
Óleo para fritar	1 ½ xícara (chá)

Preparo

Leve ao fogo uma panela com o óleo, a cebola, o alho, os talos e as ramas. Refogue. Em uma tigela, bata os ovos. Acrescente o leite, a farinha de trigo, o amido de milho, o fermento em pó, o sal e o refogado de talos e ramas, misturando bem. Aqueça o óleo e coloque os bolinhos em colheradas para fritar.

TORRADAS REVESTIDAS COM FOLHAS DE CENOURA

Ingredientes	Quantidades
Torradas	10 unidades
Requeijão	4 colheres (sopa)
Folhas de cenouras	folhas de 4 cenouras
Alho desidratado	1 colher (sopa)
Sal	1 pitada
Azeite	1 colher (sopa)

Preparo
Em um recipiente, junte o requeijão, o alho, o sal, o azeite, misture bem e reserve. Higienize as folhas de cenoura, escorra, pique-as muito bem e reserve. Passe o requeijão nos dois lados das torradas e depois passe-as nas folhas de cenoura. As torradas ficarão revestidas de verde e servirão para acompanhar sopas, saldas ou até refeições principais.

TORTA SALGADA COM RECHEIO DE FOLHAS

Ingredientes	Quantidades
Leite	2 xícaras de chá
Ovos	2 xícaras de chá
Óleo	1 xícara de chá
Farinha de trigo	1 e ½ xícaras de chá
Fermento em pó	1 colher de sopa
Sal	1 colher de sobremesa

Preparo
Colocar todos os ingredientes no liquidificador ou misturá-los bem em uma tigela. Para montar a torta, untar uma forma, despejar metade da massa, e em seguida o recheio que preferir. Por fim, o restante da massa. Levar para assar e dourar. Dica: Para o recheio, utilizar folhas de beterraba, brócolis, rabanete, nabo, couve-flor, bem lavadas e refogadas com tomate, cebola e sal.

4 PREPARAÇÕES COM SEMENTES

As sementes são energéticas e fornecem uma boa dose de fibras – importante para o bom funcionamento do intestino – e, ainda, contêm gordura do tipo insaturada, o que a torna mais saudável. Têm sido atribuídos às sementes das abóboras, poderes de medicamento, como vermífugos, diuréticos, para o tratamento de infecções do trato urinário e para as desordens da próstata.

CONTEÚDO DE VITAMINAS EM SEMENTES

Sementes (100 gramas)	Vit. A (μg)	Vit. B1 (μg)	Vit. B2 (μg)	Vit. B3 (mg)	Vit. C (mg)
De abóbora	5	230	160	2,9	0
De girassol	1,5	2.000	190	7,6	-

"SEMENTE TÁ PRA MIM
SEMENTE QUEBRA DENTE?
MAS TEM NUTRIENTE
TRITURA, TRITURA
MISTURA, MISTURA
EXPERIMENTE
MASTIGA, ENGOLE
UMA REFEIÇÃO ENRIQUECIDA
AÍ SIM, TÁ PRA MIM"

Sementes

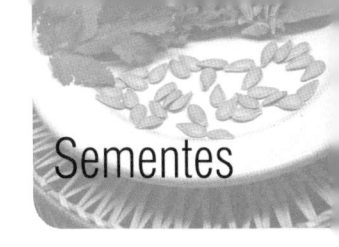

SALGADOS

CENOURAS COM HORTELÃ E SEMENTES DE ABÓBORA

Ingredientes	Quantidades
Cenoura	3 unidades médias
Salsa	1 colher (sopa)
Hortelã	1 colher (sopa)
Sementes de abóbora	2 colheres (sopa)
Suco de limão	1 colher (sopa)
Azeite	1 colher (sopa)
Sal	a gosto

Preparo
Depois de raspar e cortar as cenouras em rodelas, cozinhe no vapor até ficarem ligeiramente crocantes. Pique o resto dos ingredientes e junte às cenouras.

MOQUECA DE SEMENTES DE JACA

Ingredientes	Quantidades
Sementes de jaca	a gosto
Temperos e sal	a gosto
Leite de coco	a gosto
Azeite de dendê	a gosto

Preparo

Lave as sementes e cozinhe com água em panela de pressão ou bem tampada, em média por 20 minutos. Escorra desprezando a água. Retire a casca dura e transparente, podendo manter a casca fina e marrom. Coloque os temperos, sal e um pouco de água, cozinhe por 5 a 10 minutos, coloque o leite de coco e o dendê, cozinhe por mais 1 minuto, desligue o fogo e mantenha a panela bem tampada até servir. As sementes depois de descascadas, podem ficar inteiras ou cortadas ao meio.

PESTO DE SALSINHA COM SEMENTES

Ingredientes	Quantidades
Salsinha	1 maço grande
Alho	3 dentes
Sal grosso	1 colher (chá)
Sementes de abóbora secas	1 xícara (chá)
Queijo ralado	½ xícara (chá)
Azeite de oliva	15 colheres (sopa)

Preparo

Coloque no processador as folhas de salsinha, os dentes de alho descascados, o sal grosso e as sementes de abóbora secas. Bata na função pulsar até triturar bem. Junte o queijo ralado, o azeite e bata por mais alguns segundos.

PICADINHO COM CAROÇOS DE JACA

Ingredientes	Quantidades
Caroços de jaca dura	½ kg
Filé mignon picado ou outra carne de preferência	½ kg
Caldo de carne	A gosto
Suco de tomate	½ xícara (chá)
Cebolas	3 unidades pequenas sendo 1 picadinha
Tomate	3 unidades médias sendo 1 picadinho

Alho	3 dentes
Gengibre ralado	1 colher rasa (sopa)
Sal e pimenta-do-reino	a gosto
Molho de soja	3 colheres (sopa)
Água para cozinhar os caroços e a carne	
Óleo	¼ de xícara (chá)
Louro	2 folhas

Preparo
Faça um corte nos caroços com a ajuda de uma faca e socador, cozinhe-os na panela de pressão com água, sal e o caldo de carne. O caroço está cozido quando a água estiver escura e os cortes, abertos. Deixe esfriar e descasque os caroços ainda na água do cozimento. Separe os caroços descascados e o caldo do cozimento. Doure os dentes de alho e 1 cebola picada no óleo, acrescente a carne e refogue-a por 10 minutos. Acrescente a água do cozimento dos caroços, os caroços e todos os outros ingredientes restantes e deixe cozinhar a carne e apurar o sabor do picadinho tradicional. Servir com batata palha e arroz branco.

RISOTO DE CAROÇOS DE JACA

Ingredientes	Quantidades
Caroços de jaca	1 kg
Arroz arborio	2 xícaras (chá)
Cebolas	2 unidades
Óleo	3 colheres (sopa)
Caldo de galinha	3 copos
Vinho branco	1 copo
Queijo ralado	A gosto

Preparo
Cozinhar os caroços da jaca só com água durante 30 minutos, deixar esfriar, descascar e cortar em lâminas (reserve). Em uma panela, frite com óleo e a cebola, acrescente o arroz mexendo sempre. Em seguida acrescente o caldo de galinha (caso necessário, acrescente mais caldo até que o arroz fique *al dente*). Em seguida, os caroços de jaca reservados, o vinho e o queijo ralado. Deixe mais ou menos uns 5 minutos no fogo, mexendo.

TIRA-GOSTO DE SEMENTES

Ingredientes

Sementes de abóbora ou melão
Sal a gosto

Preparo

Lavar bem as sementes e salgá-las. Deixar secar por 24 horas. Levar ao forno e tostar.

Sementes

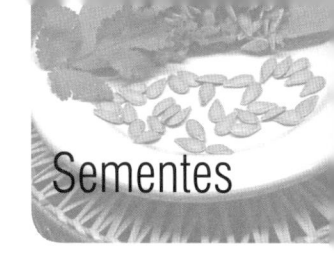

DOCES

BISCOITOS (TIPO *COOKIES*) DE SEMENTES DE ABÓBORA

Ingredientes	Quantidades
Farinha de sementes de abóbora	24 g
Ovo	1 unidade
Margarina	4 colheres (chá)
Açúcar mascavo	1 colher (sopa)
Açúcar refinado	1 colher (sopa)
Baunilha	10 g
Bicarbonato	1 colher (sopa) cheia
Farinha de trigo	1 colher (sopa) cheia
Sal	a gosto

Preparo

Higienizar as sementes de abóbora e secar ao natural. Torrefar as sementes por 20 minutos em fogo brando ou no forno até dourar. Deixar esfriar, triturar (em liquidificador), peneirar e reservar. Bater o ovo com a margarina até formar um creme. Acrescentar a farinha de semente de abóbora e os demais ingredientes. Misturar até obter uma massa homogênea. Moldar os biscoitos e colocá-los em assadeira previamente untada. Assar por 15-20 minutos à 120 °C. Servir.

BISCOITOS SEQUILHOS DE SEMENTES DE ABÓBORA

Ingredientes	Quantidades
Farinha de sementes de abóbora	10 g
Polvilho doce	¼ xícara (chá)
Margarina	3 colheres (chá)
Ovo	1 unidade
Açúcar refinado	1 ½ colher (sobremesa)
Chocolate em pó	1 colher (sopa)

Preparo

Higienizar as sementes de abóbora e secar ao natural. Torrefar as sementes por 20 minutos em fogo brando ou no forno até dourar. Deixar esfriar, triturar (em liquidificador), peneirar e reservar. Bater o ovo com a margarina até formar um creme. Acrescentar a farinha de semente de abóbora e os demais ingredientes. Misturar até obter uma massa homogênea. Moldar os biscoitos e colocá-los em assadeira previamente untada. Assar por 15 minutos a 120 °C.

BOLO DE CASCAS DE CENOURA E SEMENTES DE ABÓBORA

Ingredientes	Quantidades
Cascas de cenoura ou mamão	1 xícara (chá)
Ovo	3 unidades
Óleo	1 xícara (chá)
Sementes de abóbora trituradas	½ xícara (chá)
Farinha de trigo integral	1 xícara (chá)
Farinha de trigo	1 xícara (chá)
Açúcar mascavo	1 xícara (chá)
Açúcar branco	1 xícara (chá)
Fermento em pó	1 colher (sopa)

Preparo

Bater no liquidificador as cascas, os ovos e o óleo. Misturar aos demais ingredientes. Colocar em forma untada e assar em forno baixo.

BOLO DE CAROÇOS DE JACA COZIDOS

Ingredientes	Quantidades
Ovo	3 unidades
Fermento em pó	1 colher (sopa)
Manteiga ou margarina	3 colheres (sopa)
Leite de coco	1 xícara (chá)
Açúcar	2 xícaras (chá)
Massa de caroços de jaca cozidos	2 xícaras (chá)
Farinha de trigo	1 xícara (chá)

Preparo
Bater a manteiga com o açúcar até formar um creme. Juntar aos poucos a massa de caroço de jaca e o leite de coco. Colocar tudo aos poucos, mexendo sempre. Juntar a farinha de trigo misturada com o fermento, lentamente. Por último, colocar os ovos batidos, sendo que as claras devem ser batidas antecipadamente, em ponto de neve, para depois colocar as gemas. Bater muito bem. Despejar em uma forma untada com manteiga e polvilhá-la com farinha de trigo. Levar ao forno pré-aquecido. Só desenformar depois de frio.

CUSCUZ DE SEMENTES DE JACA

Ingredientes	Quantidades
Sementes de jaca cozidas e amassadas	a gosto
Açúcar ou sal	a gosto

Preparo
Misture os ingredientes e cozinhe em cuscuzeiro. Pode umedecer com leite de coco.

MAÇÃ DA FELICIDADE

Ingredientes	Quantidades
Aveia em flocos	1 ½ xícara (chá)
Maçã	1 unidade
Sementes de abóbora ou de girassol cruas	¼ de xícara (chá)
Óleo de linhaça	2 colheres (sopa)
Mel	1 colher (sopa)
Iogurte desnatado	opcional

Preparo

Misture todos os ingredientes, menos o óleo de linhaça, o iogurte e o mel, e ferva em 2 e 1/2 xícaras de água por 10 minutos. Desligue o fogo, cubra e deixe abafado por 5 minutos. Junte o óleo de linhaça e o mel. Cubra com iogurte desnatado se desejar.

PAÇOCA MULTIMISTURA DE SEMENTES

Ingredientes	Quantidades
Sementes torradas, moídas e peneiradas (abóbora, melancia ou as duas)	1 xícara (chá)
Farinha de mandioca	½ xícara (chá)
Farelo torrado de trigo ou de arroz	2 xícaras (chá)
Leite em pó (opcional)	½ colher (sopa)
Sal	1 pitada
Açúcar	a gosto

Preparo

Misturar todos os ingredientes e guardar em vasilha fechada. Dica: As paçocas acrescidas de água ou leite e levadas ao fogo transformam-se em mingaus saborosos.

PAÇOCA DE SEMENTES DE ABÓBORA

Ingredientes	Quantidades
Sementes de abóbora	a gosto
Açúcar, mel ou sal	a gosto

Preparo
Lavar as sementes, secar com pano ou no sol, torrar no forno, mexendo sempre para não queimar. Liquidificar, peneirar, voltar a liquidificar o resíduo. Colocar açúcar ou sal.

PÃO DE FUBÁ COM SEMENTES DE ABÓBORA

Ingredientes	Quantidades
Leite	2 1/2 xícaras (chá)
Fubá	2 xícaras (chá)
Açúcar	1/2 xícara (chá)
Manteiga	5 colheres (sopa)
Fermento biológico	2 tabletes
Ovos	2 unidades
Farinha de trigo	3 xícaras (chá)
Gema	1 unidade
Sementes de abóbora	3 colheres (sopa)

Preparo
Misture em uma panela 1/2 xícara (chá) de leite, o fubá, o açúcar e a manteiga. Leve ao fogo, sem parar de mexer, e cozinhe até obter um mingau encorpado. Retire e deixe amornar. Transfira para uma tigela, junte o fermento dissolvido no restante do leite, misture, cubra a tigela e deixe crescer por 30 minutos. Em seguida, junte os ovos, misture e, aos poucos, vá adicionando a farinha de trigo (a massa não deve ficar muito dura). Transfira a massa para uma superfície enfarinhada, sove por 5 minutos, volte para a tigela e deixe descansar por mais 45 minutos. Faça 25 bolinhas, coloque-as em uma assadeira untada e pincele com a gema batida com 2 colheres (sopa) de água fria. Distribua as sementes de abóbora sobre os pãezinhos, cubra a assadeira e deixe crescer por mais 45 minutos. Leve os pãezinhos para assar, em forno médio, pré-aquecido, por 45 minutos.

5 PREPARAÇÕES COM SOBRAS DE ALIMENTOS

Arroz, feijão, macarrão, pão e diversos outros alimentos ainda em condições de consumo são enviados diariamente para as lixeiras. Com eles, nutrientes e dinheiro são jogados fora.

O motivo desse desperdício, muitas vezes, é a falta de informação sobre as possibilidades de utilização.

Consumir integralmente o alimento é valorizá-lo em sua totalidade. Desde que íntegro, deve-se aproveitar tudo o que o alimento pode nos oferecer como fonte de nutrientes.

"SOBRAS, ESPINHAS, OSSOS, TÁ PRA MIM
OSSO DURO DE ROER
TUTANO NA SOPA VAI AMOLECER
PÃO DORMIDO
ACORDA, FARINHA VAI VIRAR
SOBRAS DE ARROZ COZIDO
JÁ, JÁ, BOLINHO VOU FRITAR
ESPINHA DORSAL, BEM RETINHA
ESPINHA, BEM COZIDINHA
DESMANCHANDO NA BOCA
ORA, PODE SER ASSIM?
ENTÃO, TÁ PRA MIM"

Sobras de Alimentos

SALGADOS

ABOBRINHA SABOROSA

Ingredientes	Quantidades
Abobrinha	5 unidades
Alho	1 dente
Cebola	2 colheres (sopa)
Óleo	2 colheres (sopa)
Sardinha conservada em água	1 lata
Arroz cozido	½ xícara (chá)
Tomate em rodelas	1 xícara (chá)
Cebola em rodelas	1 xícara (chá)
Caldo de peixe	1 tablete
Água quente	1 xícara (chá)
Salsa	1 colher (sopa)
Sal	a gosto

Preparo

Retire o miolo das abobrinhas, sem quebrá-las, e reserve. Para o recheio, refogue o alho e a cebola no óleo, acrescente o miolo das abobrinhas, o arroz e a sardinha escorrida e limpa. Misture bem e recheie as abobrinhas. Disponha em uma panela todas as abobrinhas recheadas e coloque, por cima, as rodelas de tomate, de cebola, o caldo de peixe, dissolvido na água, o sal e a salsa. Leve para cozinhar até que fiquem macias.

ALMEIRÃO COM SOBRAS DE ARROZ

Ingredientes	Quantidades
Almeirão	½ maço
Cebola picada	½ unidade
Alho	1 dente
Arroz cozido	2 xícaras (chá)
Óleo	1 ½ colher (sopa)
Água e sal	o suficiente

Preparo

Higienizar bem o almeirão, picar fininho, cozinhar em água e sal por 10 minutos, escorrer bem e espremer para sair toda a água. Fritar a cebola e o alho no óleo. Juntar o almeirão e deixar refogar por 5 minutos. Juntar em seguida o arroz cozido e mexer com um garfo para ficar bem soltinho. O almeirão pode ser substituído por espinafre, couve, acelga e outros.

ALMÔNDEGAS DE ARROZ

Ingredientes	Quantidades
Arroz cozido	1 xícara (chá)
Ovo	1 unidade
Queijo ralado	2 colheres (sopa)
Carne moída	250 g
Salsa	2 colheres (sopa)
Farinha de trigo	1 xícara (chá)
Óleo	1 xícara (chá)
Sal	a gosto

Preparo

Ao arroz frio, acrescente o ovo, o queijo ralado, a carne moída e a salsa. Adicione o sal. Faça com essa mistura pequenas almôndegas. Passe-as na farinha de trigo. Leve ao fogo uma panela com óleo e deixe aquecer. Frite as almôndegas aos poucos e devagar, para cozinhar por dentro.

ALMÔNDEGAS DE FEIJÃO

Ingredientes	Quantidades
Feijão cozido e temperado	2 xícaras (chá)
Arroz cozido e temperado	1 xícara (chá)
Ovo	2 unidades
Farinha de trigo	2 colheres (sopa)
Salsa picada	2 colheres (sopa)
Farinha de rosca	6 colheres (sopa)
Óleo	2 xícaras (chá)
Sal	a gosto

Preparo

Coloque o feijão e o arroz prontos num recipiente e amasse bem com um garfo. Misture os ovos, a farinha de trigo, a salsa e continue amassando. Verifique o sal. Leve ao fogo para dar consistência. Deixe esfriar, enrole, passe na farinha de rosca e doure em óleo bem quente.

ALMÔNDEGAS AO MOLHO DE MAMÃO

Ingredientes	Quantidades
Pão francês amanhecido	1 unidade
Acém moído	200 g
Óleo para fritar	½ xícara (chá)
Polpa de mamão	2 xícaras (chá)
Cebola	1 colher (sopa)
Alho	1 dente
Óleo	1 colher (sopa)
Polpa de tomate	5 colheres (sopa)
Salsa picada	1 colher (sopa)
Sal	a gosto

Preparo

Amoleça o pão em água. Esprema bem. Junte o pão amolecido à carne e salgue a gosto. Una bem esses ingredientes e molde as almôndegas. Frite-as em óleo quente e reserve. À parte, bata a polpa de mamão no liquidificador e reserve. Doure a cebola e o alho no óleo e acrescente o mamão batido e a polpa de tomate. Tempere com sal. Ao levantar fervura, acrescente as almôndegas, salpique a salsa e sirva quente.

ARROZ COLORIDO

Ingredientes	Quantidades
Arroz cozido	6 xícaras (chá)
Beterraba	1 unidade pequena
Cenoura	1 unidade
Folhas verdes (almeirão, agrião, espinafre, folhas de cenoura, folhas de brócolis, folhas de couve-flor, mostarda etc.)	1 xícara (chá)
Sal	a gosto

Preparo

Dividir o arroz em 4 partes. Uma ficará branca. Em outra parte, colocar a beterraba cozida e batida no liquidificador, na terceira, a cenoura cozida e batida no liquidificador e na última, o purê de folhas, ou seja, as folhas verdes cozidas e batidas no liquidificador. Colocar em uma forma o arroz branco e depois fazer camadas de arroz colorido até terminar. Aperte bem para poder tirar da forma.

ASSADO DE PURÊ

Ingredientes	Quantidades
Sobras (limpas) de purê de legumes ou purê de batata	500 g
Ovos mexidos	3 unidades
Sal	1 colher (café)
Cebola picada	½ unidade pequena
Legumes, folhas ou talos de verduras	a gosto
Óleo	a gosto
Margarina para untar	a gosto
Farinha de rosca	a gosto

Preparo

Fazer um refogado com os purês de legumes ou batatas, cebola, óleo e sal, acrescentando os ovos mexidos. Reservar. Untar uma forma com margarina. Colocar uma camada de purê e outra de refogado, e por último, outra camada de purê. Polvilhar com farinha de rosca e levar ao forno.

BOLINHO DE ARROZ

Ingredientes	Quantidades
Arroz cozido	2 xícaras (chá)
Cebola picada	1 colher (sopa)
Alho	½ dente
Salsinha	2 colheres (sopa)
Ovos	2 unidades
Farinha de trigo	1 xícara (chá)
Sal	a gosto

Preparo
    Misturar todos os ingredientes e formar os bolinhos. Assar em forno médio por 30 minutos ou fritar em óleo quente.

BOLINHO DE PEIXE

Ingredientes	Quantidades
Peixe (rabo, carcaça e cabeça)	250 g
Água	2 colheres (sopa)
Sal	1 colher (chá) rasa
Arroz cozido	1 xícara (chá)
Gema	1 unidade
Óleo	2 colheres (sopa)
Farinha de trigo	2 colheres (sopa)
Farinha de rosca	½ xícara (chá)
Óleo	para fritura

Preparo
    Em um refratário médio, colocar o peixe, ½ colher de sal e deixar tomar gosto por 1 hora. Transferir os bifes com o tempero para uma panela média e acrescentar a água. Deixar cozinhar em fogo alto por 5 minutos, ou até que o caldo formado evapore. Colocar o peixe em uma tigela, juntar o arroz e, com o auxílio de um garfo, amassar até obter uma pasta, Incorporar a gema, o óleo, a farinha de trigo e o restante do sal. Com cerca de 2 colheres de sopa da massa, fazer bolinhos e passá-los pela farinha de rosca. Fritá-los em óleo quente por 3 minutos ou até que dourem por igual. Escorrer e servir imediatamente.

CALDO NUTRITIVO

Ingredientes	Quantidades
Carcaça de peixe ou frango	1 kg
Ovos mexidos	2 unidades
Cenoura	1 unidade
Cebola	1 unidade
Tomate	1 unidade
Chuchu	1 unidade
Salsão	1 rama
Sal	a gosto

Preparo

Cozinhar, carcaças de peixe ou frango, a cenoura, a cebola, o tomate, o salsão, o chuchu e o sal. Retirar as carcaças e colocar o restante no liquidificador. Bater por alguns minutos e passar por uma peneira. Fazer uma sopa, juntando a carne das carcaças e os ovos mexidos. Misturar bem em fogo baixo. Utilizar o caldo nutritivo para preparar arroz, feijão, sopas ou temperar refogados. Colocar o caldo nutritivo em forminhas de gelo e congelar. Sempre que quiser enriquecer preparações, colocar os cubinhos congelados.

CROQUETE FRANGO

Ingredientes	Quantidades
Carcaça de frango com as carnes desfiadas	1 kg
Margarina	5 colheres (sopa)
Cebola	1 unidade média
Alho amassados	2 dentes
Caldo de cozimento das carcaças coado	1 ½ xícara (chá)
Ovos batidos	2 unidades
Aveia	½ xícara (chá)
Queijo ralado	2 colheres (sopa)
Salsa picada	2 colheres (sopa)
Farinha de trigo	Suficiente

Preparo

Cozinhar as carcaças de frango e desfiar as carnes. Aquecer a margarina e refogar a cebola, o alho espremido, a carne reservada e o caldo do cozimento das carcaças coado. Deixar ferver e juntar os ovos batidos, a aveia, o queijo ralado, a salsa picada e a farinha de trigo até desgrudar da panela. Bater a massa e amassar sobre a mesa enfarinhada até soltar das mãos. Enrolar como croquete e passar por água e farinha de rosca. Fritar em óleo quente.

FEIJÃO TROPEIRO

Ingredientes	Quantidades
Feijão cozido	3 xícaras (chá)
Farelo de trigo torrado	½ xícara (chá)
Fubá torrado	½ xícara (chá)
Farinha de mandioca	½ xícara (chá)
Folhas verdes-escuras refogadas	1 xícara (chá)
Ovos	2 unidades
Óleo	½ xícara (chá)
Alho	a gosto
Cebola	a gosto
Cheiro verde	a gosto
Sal	a gosto

Preparo

Fazer um refogado de cebola, alho, sal e acrescentar o feijão já cozido. Acrescentar os outros ingredientes e misturar bem.

MOQUECA DE PEIXE COM MASSA DE BANANA NANICA VERDE

Ingredientes	Quantidades
Cebola ralada	2 colheres (sopa)
Salsinha picada	1 colher (sopa)
Coentro	1 colher (sobremesa)
Pimentão picadinho	1 colher (sopa)
Leite de coco	1 vidro
Sobras de peixe previamente cozido e picado	1 xícara (chá)
Massa de banana nanica verde	½ xícara (chá)
Sal	a gosto

Preparo

Para fazer a massa de banana: lave bem algumas bananas nanicas verdes com casca e coloque-as numa panela de pressão com água fervente (o necessário para cobrir todas as bananas). Cozinhe as bananas com casca por 8 minutos, desligue o fogo e deixe que a pressão continue cozinhando as bananas por mais 12 minutos. Após o cozimento, mantenha as bananas em água quente. Descasque uma a uma e coloque, as imediatamente no processador ou no liquidificador para bater. A polpa precisa estar bem quente para não esfarinhar.

Para a moqueca: refogue a cebola, o pimentão, acrescente a salsinha, o coentro, o leite de coco, o peixe e a massa de banana. Deixe apurar por aproximadamente 5 minutos, ou até que esteja bem cremoso. Serve quente.

NHOQUE DE ARROZ

Ingredientes	Quantidades
Arroz cozido	½ xícara (chá)
Ovo	1 unidade
Salsa	1 colher (sopa)
Farinha de trigo	2 xícaras (chá)
Sal	1 colher (chá)
Água	o suficiente
Óleo	8 colheres (sopa)

Preparo

Bata o arroz no liquidificador com o ovo e a salsa. Leve a massa a uma panela, junte a farinha de trigo e cozinhe até soltar do fundo. Adicione o sal. Enrole e corte os nhoques. Cozinhe em água fervendo com o óleo. Retire à medida que venham à superfície. Sirva com molho de sua preferência.

NUGGETS DE MASSA DE BANANA NANICA VERDE E PEIXE

Ingredientes	Quantidades
Massa de banana verde	3 xícaras (chá)
Fermento químico	1 colher (sobremesa)
Óleo	2 colheres (sopa)
Cebola ralada	3 colheres (sopa)
Sobras de peixe picado	1 xícara (chá)
Sal	1 colher (sobremesa)
Gema	1 unidade
Leite	1 xícara (chá)
Farinha de trigo	4 xícaras (chá)
Óleo para fritar	2 colheres (sopa)

Preparo

Para fazer a massa de banana, lave bem algumas bananas nanicas verdes com casca e coloque-as numa panela de pressão com água fervente (o necessário para cobrir todas as bananas). Cozinhe as bananas com casca por 8 minutos, desligue o fogo e deixe que a pressão continue cozinhando as bananas por mais 12 minutos. Após o cozimento, mantenha as bananas em água quente. Vá aos poucos descascando uma a uma e coloque-as imediatamente no processador ou no liquidificador para bater. A polpa precisa estar bem quente para não esfarinhar.

Para o *nugget*, misture muito bem a massa de banana, a gema, a cebola ralada, o sal, o leite, o fermento, a farinha de trigo e o peixe picado. Faça pequenas bolinhas, passe na farinha de rosca, no ovo e na farinha de rosca novamente e achate nas palmas das mãos, até dar forma de *nugget*.

PIZZA FINGIDA

Ingredientes	Quantidades
Pão amanhecido	3 unidades
Ovo	2 unidades
Molho de tomate	a gosto
Cebola	a gosto
Salsinha	a gosto
Sal	a gosto

Preparo

Forrar uma forma com fatias finas de pão. Colocar o molho por cima juntamente com a cebola, sal e a salsinha. Bater as claras em neve e misturar com as gemas. Cobrir os pães com esse creme. Levar ao forno por aproximadamente 20 minutos. A pizza pode ser enriquecida com queijo ou sobras de peixe e de frango.

RISOTO RICO

Ingredientes	Quantidades
Carcaça de frango ou peixe com as carnes desfiadas	1 kg
Óleo	2 colheres (sopa)
Cebola	1 unidade
Alho	2 dentes
Tomates picados	2 unidades
Cheiro verde	a gosto
Sal	a gosto

Preparo

Cozinhar as carcaças de frango ou peixe, desfiar a carne e reservar. À parte, aquecer o óleo e refogar a cebola e os dentes de alho. Juntar o frango ou o peixe reservado, os tomates picados e salsa e cebolinha a gosto. Colocar sal e um pouco de caldo do cozimento das carcaças coado. Reservar. Em outra panela, refogar o arroz com óleo e cebola usando o caldo de frango ou de peixe para o cozimento. Depois de pronto, acrescente a carne desfiada.

ROLÊ DE PÃO

Ingredientes	Quantidades
Chuchu ralado	1 ½ xícara (chá)
Cebola picada	2 colheres (sopa)
Óleo	3 colheres (sopa)
Carne moída	1 xícara (chá)
Farinha de trigo	1 colher (sopa)

Ingredientes	Quantidades
Tomates picados	5 unidades
Alho picado	1 dente
Pão amanhecido	7 unidades
Queijo ralado	2 colheres (sopa)
Orégano	a gosto
Sal	a gosto

Preparo

Refogue o chuchu com 1 colher de cebola, o óleo e a carne moída. Deixe cozinhar bem. Acrescente uma colher de farinha de trigo e mexa até desprender do fundo da panela. Bata os tomates no liquidificador, peneire e reserve. Frite o restante da cebola no óleo, junte o alho e os tomates batidos no liquidificador e peneirados. Deixe cozinhar e, por último, acrescente o orégano e o sal. Corte os pães no comprimento, retire o miolo, umedeça e recheie com o refogado. Enrole e prenda com um palito de dente. Coloque em um pirex, cubra com o molho, polvilhe o queijo ralado e leve ao forno por 15 minutos.

SALADA DIFERENTE

Ingredientes	Quantidades
Pão amanhecido	2 unidades
Tomate picado	2 xícaras (chá)
Cebola picada	½ xícara (chá)
Salsa	1 colher (sopa)
Óeo	2 colheres (sopa)
Vinagre	1 colher (sopa)
Sal	a gosto
Orégano	a gosto
Água	suficiente

Preparo

Em uma tigela com água, umedeça os pães cortados em cubos. Acrescente os demais ingredientes e misture bem. Deixe descansar por meia hora, na geladeira, para o pão absorver os temperos. Sirva fria.

TORTA DE FRANGO COM ISCAS DE PÃO

Ingredientes	Quantidades
Pães adormecidos picados	3 unidades
Leite	2 xícaras (chá)
Mussarela fatiada	100 g
Azeitona	10 unidades
Dente de alho	1 unidade
Peito de frango	1 unidade
Pimentão picado	½ unidade
Cheiro verde picado	1 colher (sopa)
Ovo	3 unidades
Farinha de trigo	3 colheres (sopa) rasas
Cebola ralada	½ unidade
Orégano	1 colher (sopa)
Óleo	para untar a fôrma

Preparo

Cozinhe o peito de frango até a carne ficar mole. Retire do fogo e deixe esfriar. Depois desfie o peito de frango e refogue com os temperos. Retire do fogo, jogue o cheiro verde e as azeitonas, mexa e reserve.

Bata os ovos com a farinha de trigo e reserve. Junte o pão com o leite e faça uma massa homogênea e o orégano. Unte a fôrma com óleo e arrume a massa na fôrma. Em cima, coloca-se o recheio. Na terceira camada, forre com a mussarela e, por ultimo, os ovos batidos. Salpique orégano à vontade. Leve ao forno pré-aquecido por 20 a 30 minutos.

TORTA DE MACARRÃO

Ingredientes	Quantidades
Macarrão cozido	3 xícaras (chá)
Leite	2 xícaras (chá)
Óleo	¼ xícara (chá)
Farinha de trigo	2 colheres (sopa)
Ovo	3 unidades
Farinha de rosca	2 colheres (sopa)

Queijo ralado	3 colheres (sopa)
Fermento em pó	1 colher (sopa)
Sal	a gosto
Margarina	para untar

Recheio

Almeirão	1 maço
Alho	1 dente
Óleo	1 colher (sopa)
Sal	a gosto

Preparo
Bata no liquidificador o macarrão, o leite, o óleo, a farinha, as gemas, o sal e o queijo ralado. Reserve. À parte, bata as claras em neve e misture ao líquido do liquidificador. Acrescente o fermento e mexa devagar. Coloque metade da massa em fôrma untada e polvilhada com farinha de rosca. Coloque o recheio e despeje o restante da massa. Leve para assar em forno médio até dourar. Para o recheio, lave e pique o almeirão. Doure o alho no óleo e acrescente o almeirão picado e sal.

VIRADO DE QUIABO COM ARROZ

Ingredientes	Quantidades
Quiabo	1 xícara (chá)
Óleo	2 colheres (sopa)
Alho	1 dente
Água	½ xícara (chá)
Vinagre	1 colher (sopa)
Arroz cozido	1 xícara (chá)
Cebola	½ xícara (chá)
Tomate	1 xícara (chá)
Farinha de milho	1 xícara (chá)
Salsa	1 colher (sopa)
Sal	a gosto

Preparo
Lave e corte o quiabo em rodelas finas e refogue-o com alho no óleo. Adicione a água e o vinagre e deixe cozinhar até ficar *al dente*. Acrescente o arroz cozido, a cebola, o tomate e a farinha de milho. Misture. Verifique o sal. Adicione a salsinha picada.

Sobras de Alimentos

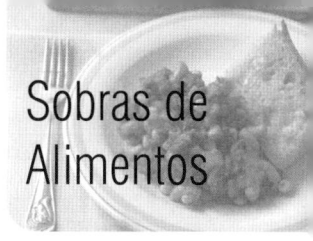

DOCES

BOLO DE NATA

Ingredientes	Quantidades
Nata	1 xícara (chá)
Ovo	4 unidades
Maisena	1 xícara (chá)
Farinha de trigo	2 xícaras (chá)
Leite	1 xícara (chá)
Açúcar	2 xícaras (chá)
Fermento em pó	1 colher (sopa)

Preparo
Bata todos os ingredientes na batedeira, menos o fermento, até a massa ficar bem clarinha. Misture o fermento, sem bater. Coloque para assar em uma fôrma retangular por 40 minutos aproximadamente.

CANJICA VITAMINADA

Ingredientes	Quantidades
Canjica cozida	2 copos
Amendoim torrado	1 colher (sopa)
Farelo de trigo torrado	1 colher (sopa)
Sal	1 pitada
Açúcar	a gosto
Canela em pó	a gosto

Preparo
Colocar tudo numa panela, levar ao fogo e deixar ferver.

DOCE DE FEIJÃO

Ingredientes	Quantidades
Feijão bem cozido	1 kg
Leite	2 L
Açúcar	1,5 kg

Preparo
Cozinhe bem o feijão até que fique bem macio. Depois coloque porções no liquidificador e bata com leite. Depois de tôdo batido, coe para retirar os restos de casca do feijão, coloque em uma panela funda e leve ao fogo baixo. Deixe começar a engrossar e coloque o açúcar, depois deixe ficar bem cremoso. Coloque em travessa, deixe esfriar e leve à geladeira para que fique mais consistente.

MANJAR DE BETERRABA

Ingredientes	Quantidades
Água do cozimento da beterraba	2 copos
Açúcar	10 colheres (sopa)
Amido de milho	8 colheres (sopa)
Suco de laranja	1 copo
Beterraba	1 unidade

Preparo
Cozinhar a beterraba e reservar uma parte da água do cozimento para dissolver o amido de milho. Bater no liquidificador a beterraba com o restante da água do cozimento, o açúcar e o suco de laranja. Colocar o conteúdo do liquidificador numa panela e levar ao fogo, mexendo sem parar. Quando a mistura soltar do fundo da panela, retirar do fogo e colocar numa fôrma. Depois de frio, levar à geladeira.

PUDIM DE PÃO

Ingredientes	Quantidades
Pão francês amanhecido	8 unidades
Leite	½ litro
Açúcar	1 xícara (chá)
Coco ralado	1 xícara (chá)
Ovo	3 unidades
Margarina	1 colher (sopa)
Raspinhas de limão	a gosto

Preparo

Picar o pão em pedaços menores e colocar no liquidificador junto com o restante dos ingredientes. Bater até a mistura ficar bem homogênea. Despejar em fôrma untada e levar ao forno para assar. Polvilhar um pouco de açúcar com canela por cima.

6

PREPARAÇÕES COM TALOS

É comum jogar no lixo talos de hortaliças, que muitas vezes contêm quantidades maiores de vitaminas ou sais minerais do que nas partes consumidas desses produtos.

Os talos de couve, agrião, beterraba, brócolis e salsa, entre outros, contêm fibras e devem ser aproveitados em refogados, no feijão, na sopa entre outros. Além disso, os talos de agrião são ricos em vitamina A, C, complexo B, fósforo e ferro; os talos de espinafre contêm vitamina A, ferro e potássio; e o talo da salsa possui vitamina C, ferro e potássio; o talo do aipo contém 77 μg de vitamina A, 30 μg de vitamina B, 60 μg de vitamina B2, 0,250 μg de vitamina B5 e 1,9 mg de vitamina C. Na salsinha, foram encontrados 124,5 e 112,2 mg de fósforo na folha e no talo, respectivamente; quantidade bem superior à verificada nas demais hortaliças. Esse elemento mineral, nas células humanas, armazena e transporta energia na forma de calorias e potencializa os efeitos de algumas vitaminas.

CONTEÚDO DE VITAMINAS EM TALOS DE VEGETAIS

Talos (100 gramas)	Vit. A (μg)	Vit. B1 (μg)	Vit. B2 (μg)	Vit. B3 (mg)	Vit. C (mg)
De abobrinha verde (talos + folhas)	270	140	170	1,800	58
De aipo	77	30	60	0,250	1,9
De inhame	30	20	40	0,400	13

TALOS TÁ PRA MIM
O QUE TEM NO TALO?
SÓ ESTALO, ESTALO
DE TÃO DURO QUE É
NADA DISSO É CERTO
TALO TEM NUTRIENTE, CORRETO?
É BOM PARA A SAÚDE GENTE
AÍ SIM, TÁ PRA MIM"

Talos

SALGADOS

ABOBRINHAS RECHEADAS COM TALOS DE ESPINAFRE

Ingredientes	Quantidades
Abobrinhas	6 unidades pequenas
Miolo da abobrinha	½ xícara (chá)
Pães amanhecidos e duros, ralados	3 unidades
Talos de espinafre	1 e ½ xícara (chá)
Alho amassado	2 dentes
Cebola picada	1 unidade pequena
Óleo	2 colheres (sopa)
Salsinha picada	2 colheres (sopa)
Azeitonas pretas picadas	6 unidades
Pimentão vermelho, pequeno, picado	½ unidade
Queijo ralado	a gosto
Molho de tomate	
Tomates sem pele e sem semente batidos no liquidificador	2 unidades
Óleo	2 colheres (sopa)
Cebola	1 unidade média

Preparo

Lave as abobrinhas, perfure-as e retire o miolo. Leve-as para cozinhar em pouca água e por apenas 5 minutos, virando-as de lado. Em uma panela, refogue o alho e a cebola no óleo. Junte os talos, o pimentão, a salsinha, as azeitonas e o miolo da abobrinha. Refogue por mais 5 minutos. Desligue e misture os pães ralados, mexendo até que tudo se misture bem. Com o auxílio de uma colher pequena, coloque esse recheio dentro das abobrinhas e reserve.

Para o molho de tomate: Refogue a cebola no óleo, junte os tomates já batidos e deixe cozinhar em fogo baixo por 30 minutos, mexendo de vez em quando. Disponha as abobrinhas em uma fôrma refratária untada e derrame sobre elas o molho de tomate. Polvilhe com queijo parmesão ralado e leve ao forno, previamente aquecido, por 20 minutos. Sirva em seguida.

ARROZ ENRIQUECIDO

Ingredientes	Quantidades
Arroz	1 xícara (chá)
Farelo de trigo (opcional)	2 colheres (sopa)
Óleo	o suficiente
Talos de verduras picados (couve, brócolis, espinafre, taioba)	a gosto
Casca de abóbora ralada	a gosto
Sal e temperos	a gosto

Preparo
Refogar o arroz no óleo junto com o farelo e colocar o tempero. Acrescentar os talos e a casca da abóbora. Colocar água fervendo o suficiente para cozinhar o arroz.

ARROZ INTEGRAL VERDE GRATINADO

Ingredientes	Quantidades
Arroz integral	3 xícaras (chá)
Talos de agrião picados	2 xícaras (chá)
Talos de salsa	1 xícara (chá)
Cebolinha verde	1 xícara (chá)
Pimentão verde, bem picado	2 colheres (sopa)
Óleo	2 colheres (sopa)
Dentes de alho amassados	3 unidades
Cebola picada	2 colheres (sopa)
Queijo minas cortado em cubos pequenos	300 g

Preparo

Refogue o alho, a cebola e o pimentão no óleo. Junte o arroz e refogue por mais 8 minutos. Coloque água quente o suficiente. Deixe cozinhar até secar a água. Se ainda não estiver bem cozido, coloque mais um pouco de água. Deixe esfriar. Adicione aos poucos todos os ingredientes restantes e mexa delicadamente, para que tudo se misture bem. Coloque o arroz em uma fôrma refratária untada. Cubra com papel adequado e leve ao forno médio, previamente aquecido, por 20 minutos, ou até derreter o queijo. Sirva em seguida.

ARROZ NATALINO

Ingredientes	Quantidades
Arroz branco	2 xícaras (chá)
Pepino	1 casca
Batatas doces	3 cascas
Bananas d'água	3 cascas
Queijo	50 g
Cebola	1 unidade média
Talos de salsa	4 colheres (sopa)
Óleo	3 colheres (sopa)
Água	4 xícaras
Sal	a gosto

Preparo

Lave o arroz e reserve. Higienize e corte em tirinhas a casca do pepino e da banana e coloque de molho em água com limão. Ferva as cascas de batata-doce e reserve. Em uma panela, refogue ½ cebola em duas colheres de óleo. Acrescente o arroz e refogue por mais 3 minutos. Acrescente a água e deixe cozinhar. Em outra panela, refogue ½ cebola em uma colher de sopa de óleo. Acrescente as cascas de banana e pepino e deixe no fogo por 5 minutos. Junte as cascas de batata doce e o talo da salsa, refogue e apague o fogo. Após o arroz pronto, misture as cascas e metade do queijo. Coloque em um recipiente refratário, polvilhe com o restante do queijo e leve para gratinar.

BOLINHO DE TALOS, FOLHAS OU CASCAS

Ingredientes	Quantidades
Talos, folhas ou cascas bem lavadas e picadas	1 xícara (chá)
Ovos	2 unidades
Farinha de trigo	5 colheres (sopa)
Cebola picada	½ unidade
Água	2 colheres (sopa)
Sal	a gosto
Óleo	para fritar

Preparo
Bater bem os ovos e misturar o restante dos ingredientes. Fritar os bolinhos às colheradas em óleo quente. Escorrer em papel absorvente. Podem ser usados: talos de acelga, couve, agrião, brócolis, couve-flor, folhas de cenoura, beterraba, nabo, rabanete, ou casca de chuchu. Dica: No caso dos talos de couve, couve-flor e brócolis, recomenda-se dar uma pré-fervura antes do preparo.

BOLO DE PÃO COM TALOS

Ingredientes	Quantidades
Pão picado	1 kg
Leite	1 L
Ovos	3 unidades
Maisena	3 colheres (sopa)
Cebola	1 unidade
Margarina	3 colheres (sopa)
Sal	a gosto
Pimenta	a gosto
Salsa picada	a gosto
Talos de agrião, brócolis, beterraba, ...)	a gosto

Preparo

Amolecer o pão no leite. Temperar com sal, pimenta, acrescentar salsinha picada, cebola ralada, margarina e talos picados, gemas e maisena. Misturar bem. Por fim, acrescentar claras em neve. Colocar em uma fôrma untada e levar para assar em forno pré-aquecido por cerca de 20 minutos.

CARNE MOÍDA COM TALOS

Ingredientes	Quantidades
Carne moída	1 xícara (chá)
Talos bem lavados e picados	3 xícaras (chá)
Tomates	2 unidades
Cebola picada	1 unidade
Óleo	2 colheres (sopa)
Cheiro verde	2 colheres (sopa)
Sal	a gosto

Preparo

Frite ligeiramente a cebola e o tomate no óleo. Acrescente a carne e o restante dos ingredientes. Deixe cozinhar até que a carne e os talos estejam macios. Dica: Use talos de beterraba, brócolis, couve etc.

CROQUETE DE CARNE COM TALOS

Ingredientes	Quantidades
Cebola picada	½ xícara (chá)
Óleo	1 colher (sopa)
Carne moída	250 g
Talos de verduras	2 xícaras (chá)
Tomate picado	1 xícara (chá)
Farinha de trigo	3 colheres (sopa)
Gema	1 unidade
Leite	¾ xícara (chá)
Salsa	1 colher (sopa)
Farinha de trigo	2 colheres (sopa)
Clara	1 unidade
Farinha de rosca	3 colheres (sopa)
Óleo para fritar	o necessário
Sal	a gosto
Pimenta	a gosto

Preparo

Doure a cebola no óleo, acrescente a carne moída e os talos. Refogue, mexendo sempre, até secar. Acrescente o tomate, o sal e a pimenta. Retire do fogo e acrescente a farinha de trigo e a gema dissolvida no leite. Mexa bem. Volte ao fogo, mexendo até soltar do fundo da panela. Coloque a salsa e retire do fogo. Deixe esfriar um pouco e modele os croquetes. Passe na farinha de trigo, na clara batida e na farinha de rosca. Leve ao forno para assar.

EMPADÃO DE VEGETAIS

Ingredientes	Quantidades
Arroz cozido	½ xícara (chá)
Talos	¼ de xícara (chá)
Cenouras cozidas	¼ de xícara (chá)
Leite	1 xícara (chá)
Óleo	2 colheres (sopa)
Farinha de trigo	2 colheres (sopa)
Gema	1 unidade

Preparo

Misturar o óleo, a farinha e a gema. Acrescentar o arroz e os vegetais cozidos. Distribuir em fôrmas pequenas e colocar em uma fôrma grande com água. Deixá-las no forno até dourar.

ESTROGONOFE DE BRÓCOLIS

Ingredientes	Quantidades
Brócolis (talos tenros, flores e folhas)	1 maço
Creme de leite *light*	1 xícara (chá)
Tomates sem pele e sem semente, picados	8 unidades
Cebola cortada em tiras finas	1 unidade média
Alho fatiados	2 dentes
Óleo	1 colher (sopa)
Amido de milho	1 colher (sopa)
Mostarda	1 colher (sopa)
Molho inglês	1 colher (sopa)
Sal	1 colher (chá)

Preparo
Lave, escorra e corte o brócolis em pedaços pequenos e reserve. Bata os tomates no liquidificador e reserve. Refogue, no óleo, a cebola e o alho, e junte o brócolis. Adicione o tomate e deixe ferver, em fogo baixo, por cerca de 10 minutos. Acrescente o creme de leite, o amido, dissolvido em um pouco de água, e todos os ingredientes restantes. Mexa delicadamente até obter um creme consistente. Sirva em seguida.

FALSO TEMPURÁ

Ingredientes	Quantidades
Massa	
Farinha de trigo	1 xícara (chá)
Água gelada	1 xícara (chá)
Maisena	1 colher (sopa)
Fermento em pó	2 colheres (café)
Sal	1 colher (café)
Recheio	
Alho	1 dente
Tomate picado	½ unidade
Cebola picada	½ unidade
Talos de salsa	1 colher (sopa)
Talos de brócolis	2 colheres (sopa)
Repolho picado	1 pires
Sal	a gosto

Preparo
Refogar os ingredientes do recheio até ficarem bem secos e reservar. Misturar todos os ingredientes da massa, colocar por último o fermento. Acrescentar o recheio à massa, misturar bem. Fritar em óleo bem quente escorrer em papel absorvente. Dica: Para o recheio pode ser usada rama de cenoura.

FAROFA COM CASCA DE ABACAXI E TALOS

Ingredientes	Quantidades
Óleo	½ xícara (chá)
Cebola picada	1 unidade
Alho amassado	2 dentes
Talos	2 xícaras (chá)
Cenoura ralada	1 xícara (chá)
Cascas de abacaxi batidas no liquidificador	1 xícara (chá)
Farinha de mandioca crua	½ Kg
Sal e pimenta	a gosto

Preparo
Levar ao fogo para refogar o óleo, a cebola e o alho. Depois acrescentar aos poucos as verduras, os legumes e deixar refogar. Colocar o abacaxi, temperar e, por último, ir acrescentando a farinha de mandioca mexendo sempre, para ficar uma farofa bem solta.

FAROFA DE TALOS DE AGRIÃO COM FARINHA MILHO

Ingredientes	Quantidades
Talos de agrião	1 maço
Cebola picada	1 unidade média
Tomates maduros, firmes, sem pele e sem semente	2 unidades
Azeitonas verdes picadas	4 unidades
Salsinha picada	2 colheres (sopa)
Óleo	3 colheres (sopa)
Farinha de milho	2 xícaras (chá)
Sal	1 colher (chá)

Preparo
Recolha os talos, lave, escorra, pique em pedacinhos pequenos e reserve. Refogue a cebola no óleo, acrescente o tomate a azeitona e a salsinha. Acrescente os talos, refogue mais 2 minutos em fogo baixo. Adicione a farinha e o sal, mexendo. Desligue e sirva em seguida.

FATIAS DE BETERRABA

Ingredientes	Quantidades
Beterraba grande	2 unidades
Batata	2 xícaras (chá)
Maionese	2 colheres (sopa)
Talos de salsa	2 colheres (sopa)
Talos de agrião	4 colheres (sopa)
Sal	a gosto

Preparo

Lave bem as beterrabas com o auxílio de uma escovinha. Cozinhe com água e sal na panela de pressão. Quando estiverem cozidas, descasque-as e reserve. À parte, cozinhe as batatas com sal, retire da água e amasse com a maionese. Acrescente os talos de salsa e de agrião. Misture bem e reserve. Corte cada beterraba em 4 rodelas grossas. Com o auxílio de um copo, marque com força o centro de cada fatia. Disponha as fatias de beterraba em uma travessa, coloque o purê em um saco de confeitar com bico grosso e decore ao redor do círculo marcado. Sirva frio.

Dica: utilize também purês de cenoura, ervilha ou mandioca.

GRELHADO DE TALOS

Ingredientes	Quantidades
Talos grossos (brócolis, couve-flor ou alcachofra)	1 prato (fundo)
Azeite	2 colheres (sopa)
Sal	1 pitada
Água	1 colher (sopa)
Cebola ralada	1 colher (sopa)

Preparo

Misture o sal, a água e a cebola, e reserve. Corte os talos, deixando-os do mesmo tamanho. Com o auxílio de um pincel, unte-os com a manteiga, e depois com o molho de cebola. Leve-os para grelhar em uma boca do fogão ou em uma churrasqueira. Sirva em seguida.

MUGICA (DE FRANGO OU PEIXE)

Ingredientes	Quantidades
Óleo	½ xícara (chá)
Colorau	1 colher
Cebola	1 unidade média
Pimentão	1 unidades
Tomates picados	2 unidades
Frango (pedaços com osso) ou peixe	2 xícaras (chá)
Farinha de mandioca	½ xícara (chá)
Farelo de trigo	½ xícara (chá)
Cheiro verde	a gosto
Água fervendo	½ L
Talos de verduras (couve, brócolis, salsinha, coentro)	1 pires
Sal e tempero	a gosto

Preparo

Refogar o óleo com colorau, cebola, pimentão, temperos, tomate, talos e o frango. Acrescentar água fervendo. Aos poucos, colocar o farelo e a farinha de mandioca umedecidos com água. Deixar ferver até engrossar, fica como um pirão. Apagar o fogo e colocar o cheiro verde.

OVOS RECHEADOS

Ingredientes	Quantidades
Ovos cozidos	6 unidades
Recheio	
Talos de beterraba	2 xícaras (chá)
Dentes de alho picados	6 unidades
Óleo	1 colher (sopa)
Farinha de trigo	2 colheres (sopa) rasas
Água	2 colheres (sopa)

Cobertura

Cogumelos fatiados	1 xícara (chá)
Óleo	1 colher (sopa)
Alho fatiado	1 dente
Sal	1 pitada
Salsinha bem picadinha .	

Preparo

Cozinhe os ovos e corte-os ao meio, retire as gemas e reserve. Para o recheio, refogue o alho no óleo, acrescente os talos e refogue mais um pouco. Junte a farinha e mexa até obter um angu. Leve ao liquidificador e bata com as duas colheres de água e as gemas até obter uma massa bem uniforme. Retire do liquidificador e esfrie. Coloque um pouco dessa massa em cada metade de ovo. Disponha os ovos já recheados em um prato. Para a cobertura, refogue bem o alho no óleo. Junte os cogumelos e o sal e refogue até dourá-los. Distribua-os sobre o recheio dos ovos, salpique a salsinha por cima.

PANQUECAS COM CREME DE TALOS E FOLHAS DE NABO

Ingredientes	*Quantidades*
Massa	
Farinha de trigo branca	½ xícara (chá)
Farinha de trigo integral	2 colheres (sopa)
Aveia em flocos finos ou farinha de aveia	1 colher (sopa)
Leite	1 e ½ xícara (chá)
Ovo	1 unidade
Sal	1 pitada
Queijo ralado	1 colher (chá)
Óleo (para untar)	o necessário
Recheio	
Folhas de nabos	folhas de dois nabos
Leite	2 xícaras (chá)
Amido de milho	2 colheres (sobremesa)
Óleo	1 colher (sopa)
Cebola picada	1 unidade pequena
Orégano	1 colher (café)
Queijo ralado	1 colher (chá)
Sal	1 colher (café)
Noz moscada	1 pitada

Molho

Leite	1 e ½ xícara (chá)
Talos	1 xícara (chá)
Creme de leite fresco	500 g
Amido de milho	1 colher (sobremesa)
Cebola ralada	1 colher (sopa)
Óleo de girassol	1 colher (sopa)
Sal	1 colher (café)
Queijo ralado	1 colher (chá)

Preparo

Bata todos os ingredientes da massa no liquidificador por 2 minutos. Unte uma frigideira antiaderente com óleo e frite as panquecas às colheradas, formando os discos de massa.

Lave as folhas de nabo, escalde-as em água fervendo por 2 minutos, escorra e esfrie. Coloque-as sobre uma superfície lisa, pique bem miudinho e reserve. Para o recheio, refogue a cebola e o orégano no óleo, junte as folhas picadas e mexa por 1 minuto. Acrescente o leite já misturado com o amido de milho, a noz moscada, o sal, o queijo ralado e mexa até que comece a ferver e engrossar. Desligue e esfrie.

Coloque um pouco do recheio no centro de cada disco de massa de panqueca, feche e reserve. Para o molho, refogue a cebola no óleo, acrescente o amido de milho e mexa. Adicione o creme feito com os talos cozidos e batidos no liquidificador, o sal, o creme de leite, o leite, o queijo e mexa até começar a ferver. Desligue e espalhe o molho sobre as panquecas.

PÃO DE TALOS E FOLHAS

Ingredientes	Quantidades
Talos e folhas picados	2 xícaras (chá)
Caldo das folhas cozidas	1 xícara (chá)
Ovo	1 unidade
Água	½ xícara (chá)
Açúcar	1 colher (chá)
Sal	3 colheres (chá)
Fermento biológico ou de padaria	15 g ou 1 tablete
Óleo	3 colheres (sopa)
Farinha de trigo	4 e ½ xícaras (chá)

Preparo
    Colocar os talos e as folhas no liquidificador com o caldo de folhas cozidas e bater bem. Juntar o ovo, o açúcar, o sal, o fermento e o óleo e continuar batendo. Colocar em uma vasilha a farinha de trigo e despejar a mistura do liquidificador. Amassar até desgrudar das mãos. Deixar a massa cresce até dobrar de volume. Amassar novamente e formar os pães, colocando-os em assadeira untada. Deixar crescer novamente. Colocar em forno moderado para assar por aproximadamente 40 minutos.

PATÊ DE BERINJELA COM TALOS

Ingredientes	Quantidades
Óleo	o necessário
Cebola	1 xícara (chá)
Alho	3 dentes
Berinjela picada	3 xícaras (chá)
Pimentão picado	½ xícara (chá)
Molho de pimenta	1 colher (sopa)
Água	½ xícara (chá)
Salsa	2 colheres (sopa)
Talos de agrião	½ xícara (chá)
Sal	a gosto

Preparo
    Aqueça o óleo, doure a cebola e o alho. Acrescente a berinjela, o pimentão, o molho de pimenta, o sal e a água. Deixe cozinhar em fogo baixo com panela tampada, até a água secar e aparecer o fundo da panela. Retire do fogo. Acrescente a salsa e bata no liquidificador. Coloque essa mistura em um recipiente e junte os talos de agrião bem picados. Conserve em geladeira.

PATÊ DE TALOS

Ingredientes	Quantidades
Óleo	1 colher (sopa)
Cebola	1 unidade pequena
Sal	1 colher (chá) nivelada

Talo cozido	1 xícara (chá)
Maionese	½ xícara (chá)
Salsa	a gosto
Cebolinha	a gosto

Preparo

Aquecer o óleo e refogar a cebola picada. Acrescentar os talos picados e cozidos, a salsa e a cebolinha e deixar refogar. Colocar o sal, deixar esfriar e acrescentar a maionese. Bater no liquidificador. Utilizar para fazer canapés e passar em bolachas salgadas.

PIZZA DE TALOS DE BRÓCOLIS

Ingredientes	*Quantidades*
Massa	
Leite	1 xícara (chá)
Ovo	1 unidade
Sal	1 colher (chá)
Açúcar	1 colher (chá)
Farinha de trigo	1 ½ xícara (chá)
Margarina	1 colher (sopa)
Fermento em pó	1 colher (sopa)
Molho	
Massa de tomate	1 colher (sopa)
Sal	a gosto
Orégano	a gosto
Recheio	
Talos de brócolis	6 xícaras (chá)
Água	o suficiente
Alho picado	6 dentes
Óleo	1 colher (sopa)
Ovo cozido	1 unidade
Queijo ralado	50 g
Tomate fatiado	½ unidade

Preparo

Para a massa, coloque em uma tigela a farinha, o sal, o açúcar e o óleo. Dissolva o fermento em água morna e, aos poucos, misture a água na farinha. Amasse bem com as mãos até formar uma massa homogênea. Caso seja preciso, para atingir o ponto ideal, acrescente mais água morna ou farinha de trigo. Desgrudando das mãos, sove a massa por cerca de 5 minutos, até ficar bastante macia. Cubra e deixe descansar por 1 hora.

Para o molho, misture a massa de tomate com o sal e o orégano e reserve. Abra a massa com um rolo, na espessura desejada, coloque em fôrma untada e enfarinhada, espalhe o molho e leve para assar em forno pré-aquecido.

Para o recheio, lave e pique os talos dos brócolis. Afervente-os até que fiquem *al dente*. Depois escorra-os bem e reserve. À parte, doure o alho no óleo. Retire o alho e reserve. Refogue no óleo os talos de brócolis e reserve. Monte a pizza, espalhando pela massa pré-assada os talos, o alho frito, o ovo picado e a mussarela. Decore com as rodelas de tomate e leve para assar.

PIZZA DE TALOS DE ESPINAFRE E SARDINHA

Ingredientes	Quantidades
Massa	
Leite	1 xícara (chá)
Ovo	1 unidade
Sal	1 colher (chá)
Açúcar	1 colher (chá)
Farinha de trigo	1 ½ xícara (chá)
Margarina	1 colher (sopa)
Fermento em pó	1 colher (sopa)
Molho	
Massa de tomate	1 colher (sopa)
Sal	a gosto
Orégano	a gosto
Recheio	
Talos de espinafre	6 xícaras (chá)
Água	o suficiente

Alho	2 dentes
Óleo	1 colher (sopa)
Sardinha em lata	1 lata
Queijo	a gosto
Tomate fatiado	½ unidade
Azeitona	a gosto

Preparo

Para a massa, coloque em uma tigela a farinha, o sal, o açúcar e o óleo. Dissolva o fermento em água morna e, aos poucos, misture a água na farinha. Amasse bem com as mãos até formar uma massa homogênea. Caso seja preciso, para atingir o ponto ideal, acrescente mais água morna ou farinha de trigo. Desgrudando das mãos, sove a massa por cerca de 5 minutos, até ficar bastante macia. Cubra e deixe descansar por 1 hora.

Para o molho, misture a massa de tomate com o sal e o orégano e reserve. Abra a massa com um rolo, na espessura desejada, coloque em fôrma untada e enfarinhada, espalhe o molho e leve para assar em forno pré-aquecido.

Para o recheio, lave e pique os talos do espinafre. Afervente-os até que fiquem *al dente*. Retire-os e deixe escorrer bem. À parte, refogue o alho no óleo e, depois, acrescente os talos de espinafre. Reserve. Por último, limpe a sardinha, deixando-a sem escamas e sem espinha, pique e reserve. Monte a pizza, espalhando pela massa pré-assada os talos de espinafre, a sardinha picada e o requeijão. Decore com as rodelas de tomate e as azeitonas e leve para assar.

POLENTA COM TALOS DE SALSA À PUTANESCA

Ingredientes	Quantidades
Polenta	
Fubá	2 xícaras (chá)
Água	5 xícaras (chá)
Talos de salsa (ou brócolis, beterraba e outros)	1 xícara (chá)
Cebola ralada	2 colheres (sopa)
Orégano	1 colher (café)
Sal	1 colher (café)
Óleo	1 colher (sopa)

Molho

Tomates firmes, sem pele e sem semente	5 unidades, maduros
Alho picados	3 dentes
Talos de brócolis cortados em fatias bem finas	1 xícara (chá)
Óleo	2 colheres (sopa)
Azeitonas pretas picadas	3 unidades
Queijo	1 colher (sopa)
Folhas de manjericão	

Preparo

Bata a água com os talos de salsa no liquidificador por 1 minuto. Em um recipiente, junte o fubá com essa água de talos, mexa e reserve. Em uma panela, refogue rapidamente a cebola e o orégano em óleo, e acrescente a mistura do fubá com o sal. Mantenha em fogo baixo, mexendo devagar para que o creme da polenta fique uniforme. Depois que começar a ferver, passe a mexer um pouco mais rápido por mais 1 minuto. Desligue e derrame a polenta em uma fôrma refratária untada e reserve. Para o molho, em uma panela refogue o alho no óleo, junte os talos de brócolis e refogue mais 1 minuto. Acrescente os tomates, cortados em pedaços pequenos, e todos os ingredientes restantes. Mantenha mais 2 minutos no fogo e desligue. Derrame o molho sobre a polenta e leve ao fogo para derreter o queijo.

PURÊ DIFERENTE

Ingredientes	*Quantidades*
Batata picada	4 xícaras (chá)
Cebola	½ xícara (chá)
Maionese	3 colheres (sopa)
Queijo ralado	1 colher (sopa)
Cenoura ralada	1 unidade
Talos picados	1 xícara (chá)
Sal	a gosto

Preparo

Cozinhe as batatas e amasse-as, ainda quentes. Tempere com sal a cebola, a maionese e o queijo ralado. Junte a cenoura ralada e os talos picados. Arrume em um refratário retangular, decore com ramas de cenoura e sirva.

SALADA DE MACARRÃO COM TALOS

Ingredientes	Quantidades
Macarrão tipo parafuso	1 pacote
Molho	
Talos de agrião bem picados	1 maço
Iogurte natural gelado	2 copo
Aveia (flocos grossos)	3 colheres (sopa)
Alho amassado	2 dentes
Azeite	2 colheres (sopa)
Tomates picados sem pele e sem sementes	5 unidades maduros firmes
Hortelã picadas	2 colheres (sopa)

Preparo

Cozinhe o macarrão *al dente*, escorra e regue com um pouco de óleo, mexa delicadamente e reserve na geladeira. Deixe a aveia de molho em uma xícara de água morna, por 30 minutos. Escorra e reserve. Em um recipiente, misture a aveia com o iogurte e mexa bem. Acrescente todos os ingredientes restantes, misture e derrame sobre o macarrão, mexendo devagar para que o molho se espalhe por igual. Sirva em seguida.

SALSICHA AO MOLHO BRANCO

Ingredientes	Quantidades
Talos de agrião	8 unidades
Cebola	8 tiras
Óleo	½ colher (sopa)
Água	3 colheres (sopa)
Salsicha *light*	8 unidades
Óleo	2 colheres (sopa)
Farinha de trigo	3 colheres (sopa)
Leite	3 xícaras (chá)
Azeite	2 colheres (sopa)

Alho	1 dente
Folhas de agrião	½ xícara (chá)
Talos de salsa	½ xícara (chá)
Sal	a gosto

Preparo

Aqueça o óleo, acrescente os talos de agrião cortados no mesmo comprimento da salsicha, as tiras de cebola, a água e deixe cozinhar até ficarem *al dente*. Reserve. Afervente as salsichas e faça um corte profundo no sentido do comprimento. Recheie cada salsicha com um talo de agrião e uma tira de cebola. Reserve. À parte, aqueça o óleo, acrescente a farinha de trigo e junte o leite previamente aquecido. Cozinhe bem e reserve. Em uma panela, aqueça o azeite, doure o alho, acrescente as folhas de agrião e os talos de salsa. Verifique o sal. Junte esse refogado ao molho branco e cubra as salsichas recheadas. Sirva quente.

SOPA DE AVEIA COM FUBÁ E TALOS DE ESPINAFRE

Ingredientes	Quantidades
Aveia em flocos	1 xícara (chá)
Fubá	1 xícara (chá)
Talos de espinafre picados	1 maço
Cebola picada	1 unidade média
Alho amassado	2 dentes
Louro	1 folha
Óleo	2 colheres (sopa)
Orégano	1 colher (café)
Água fervente	2 e ½ L
Sal	1 colher (chá)

Preparo

Deixe a aveia de molho em 2 xícaras de água bem quente por 15 minutos e reserve. Dilua o fubá em 1 copo de água fria. Refogue a cebola e o alho no óleo, junte os talos, o louro e o orégano e refogue por mais 1 minuto. Acrescente a água fervente, a aveia, o fubá e o sal. Misture tudo muito bem e deixe ferver em fogo baixo, por 20 minutos, com a panela semitampada e mexendo de vez em quando. Desligue e sirva em seguida.

SUFLÊ DE TALOS DE AGRIÃO

Ingredientes	Quantidades
Pão amanhecido	½ unidade
Óleo	2 colheres (sopa)
Farinha de trigo	2 colheres (sopa)
Leite	1 xícara (chá)
Talos de agrião	4 xícaras (chá)
Ovos	3 unidades
Queijo ralado	4 colheres (sopa)
Salsa	1 colher (sobremesa)
Orégano e sal	a gosto

Preparo

Coloque as fatias de pão com mais ou menos 1 cm de largura em 1/3 de xícara de chá de água. Reserve. Aqueça o óleo e doure a farinha, junte o leite fervendo e mexa bem, até engrossar e reserve. Pique os talos de agrião, junte o pão amolecido, as gemas batidas, o queijo ralado, a salsa, o orégano, o sal e misture bem. Por último, acrescente as claras em neve. Mexa delicadamente e adicione ao creme branco. Coloque em fôrma untada e leve para assar por aproximadamente 30 minutos. Sirva quente.

TORTA DE TALOS

Ingredientes	Quantidades
Tomate sem semente	3 xícaras (chá)
Pimentão	1 xícara (chá)
Talos de salsa	½ xícara (chá)
Talos de agrião	½ xícara (chá)
Cebola	½ xícara (chá)
Alho	1 dente
Óleo	1 colher (sopa)
Água	½ xícara (chá)
Ovo	8 unidades
Queijo ralado	1 colher (sopa)
Sal	a gosto

Preparo

    Bata no liquidificador o tomate, o pimentão, os talos, a cebola e o alho. Leve ao fogo com óleo e refogue. Junte a água e o sal e deixe ferver por 10 minutos. Coloque esse molho numa travessa, quebre os ovos por cima, salpique queijo ralado e leve ao forno até os ovos cozinharem.

TORTA SALGADA DE CASCA DE ABÓBORA COM RECHEIO DE TALOS

Ingredientes	Quantidades
Talos de couve e salsa	1 xícara (chá)
Cenoura ralada	1 unidade
Óleo	½ copo
Queijo ralado	½ pacote
Cebola	1 unidade pequena
Alho	1 dente
Farinha de trigo	3 xícaras (chá)
Ovos	3 unidades
Casca de abóbora	1 xícara (chá)
Leite	1 copo
Fermento em pó	1 colher (sobremesa)
Sal	a gosto

Preparo

    Recheio: Refogar a cebola, o alho, os talos e a cenoura
    Massa: Colocar os ovos, a casca de abóbora, o óleo, o queijo ralado, o leite e o sal no liquidificador. Despejar a massa em uma vasilha e misturar o trigo, o recheio e o fermento em pó. Levar ao forno por 30 minutos em fôrma previamente untada com óleo e farinha de trigo.

VINAGRETE DE TALOS DE BETERRABA

Ingredientes	Quantidades
Talos de beterrabas, bem picados	6 unidades
Tomates sem pele e sem sementes, bem picadinhos	2 unidades
Salsinha picada	½ xícara (chá)
Cebolinha picada	2 colheres (sopa)
Cebola picada	1 unidade pequena
Azeite	3 colheres (sopa)
Água	½ xícara (chá)

Preparo

Junte todos os ingredientes e misture bem. Sirva com fatias de pão, salada, polenta e outros.

DOCES

BISCOITO DE TALOS DE VEGETAIS

Ingredientes	Quantidades
Talos	3 xícaras (chá)
Margarina	1 colher (sopa)
Ovo	1 unidade
Farinha de trigo	3 ou mais xícaras (chá)
Leite	1 xícara (chá)

Preparo

Higienizar os talos, cortar bem picados ou liquidificar. Colocar os demais ingredientes, amassar bem a ponto de abrir a massa com rolo de pastel. Se necessário, pode colocar mais farinha de trigo. Abrir a massa fina, cortar em quadrados pequenos e assar em forno com assadeira untada. Opções: Pode servir com geleia de cascas de frutas ou polvilhar com açúcar.

CANJIQUINHA COM TALOS

Ingredientes	Quantidades
Canjica	½ kg
Leite	o necessário
Talos (couve, agrião, taioba, brócolis, etc)	2 xícaras (chá)
Gengibre, canela e açúcar	a gosto

Preparo
Cozinhar a canjica com leite e açúcar. Acrescentar água ou leite fervendo à medida que for precisando. Juntar a canjica, os talos, os temperos e deixar ferver juntos. Antes de servir, acrescentar os temperos verdes.

CREME VERDE

Ingredientes	Quantidades
Talos de brócolis	1 xícara (chá)
Água	2 ½ xícaras (chá)
Amido de milho	2 colheres (sopa)
Água	1 xícara (chá)
Leite em pó	1 xícara (chá)
Açúcar	2 colheres (sopa)

Preparo
Cozinhe os talos de brócolis com duas xícaras de água. Quando estiver macio, escorra e reserve. Leve ao fogo o amido de milho com a água e deixe engrossar. Reserve. Bata no liquidificador os talos cozidos, ½ xícara de água, o amido de milho cozido, o leite em pó e o açúcar, até que se torne um creme homogêneo. Leve para gelar.

SUCO VITAMINADO COM TALOS DE AGRIÃO

Ingredientes	Quantidades
Aveia	1 xícara (chá)
Água	3 xícaras (chá)
Talos de agrião	1 xícara (chá)
Polpa abacaxi	1 unidade
Folhas de hortelã	1 colher (sopa)
Mel	2 colheres (sopa)

Preparo
Bata muito bem no liquidificador a aveia hidratada com a água. Coe e reserve. Leve todos os ingredientes, incluindo o leite de aveia, ao liquidificador batendo muito bem com um pouco de gelo. Sirva coado ou não. Aproveite a aveia coada para enriquecer preparações como sopas e arroz.

BIBLIOGRAFIA

- Alcântara et al. *Receitas alternativas: aproveitamento integral dos alimentos.* Belo Horizonte: Prefeitura de BH, 3ª ed., 2003.
- Assão TY et al. Práticas e percepções acerca da segurança alimentar e nutricional entre os representantes das instituições integrantes de um centro de referência localizado na região do Butantã, município de São Paulo. Saúde e Sociedade, v.16, n.1, p.102-116, jan-abr 2007.
- Badawi C. Aproveitamento Integral dos Alimentos: Melhor sobrar do que faltar? Disponível em: www.nutrociencia.com.br.
- Banco de Alimentos e Colheita Urbana: Aproveitamento Integral dos Alimentos. Rio de Janeiro: SESC/DN, 2003. (Mesa Brasil SESC Segurança Alimentar e Nutricional). Programa Alimentos Seguros. Convênio CNC/CNI/SEBRAE/ANVISA. Disponível em: www.mesabrasil.sesc.com.br.
- Cisneiros, M. *Poética da Culinária: cozinhados e lembranças.* Rio de Janeiro:Ariart's Gráfica & Editora, 2000.
- Fernandes LD. Alimentação Alternativa. Fundação Centro Tecnológico de Minas Gerais – CETEC, 28 ago. 2007. Diponível em: http://sbrtv1.ibict.br.
- Franco G. Tabela de composição química dos alimentos. 9ª ed. São Paulo: Editora Atheneu, 2005.
- Maluf RS et al. *Contribuição ao Tema da Segurança Alimentar no Brasil.* Revista Cadernos de Debate, vol. IV / 1996.
- Maruxo MCG. *Cozinhando com cascas, talos e folhas.* São Paulo:FTD, 1998.
- Mendez MHM et al. *Tabela de Composição de Alimentos.* Niterói: EDUFF 1995.
- Murray M et al. *Como prevenir e tratar o câncer com medicina natural.* Rio de Janeiro: Best Seller, 2005.
- Sant'anna LC et al. *Aproveitamento integral de alimentos: avaliação dos aspectos sensoriais, bioquímicos e biológicos de produtos alimentares.* 4ª Semana de Ensino, Pesquisa e Extensão. Universidade Federal de Santa Catarina, 2004.
- SESI. *Alimente-se bem com R$ 1,00, 300 receitas econômicas e nutritivas.* São Paulo: SESI, 8ª ed., Agosto/2004.
- Talos e Cascas no centro da ceia. Rio de Janeiro: Jornal EXTRA, 17/12/2007.

Sites:
- http://anamariabraga.globo.com
- www.bancodealimentos.org.br
- http://come-se.blogspot.com
- www.cristianaarcangeli.terra.com.br
- www.espaçoparaamulher.com.br
- www.ipea.goc.br
- www.livrodereceitas.com
- http://milreceitas.blogspot.com
- www.muitomaisreceitas.com.br
- www.philipsbrasil.com.br
- http://www.pratiqueleite.com.br
- http://quichedemacaxeira.blogspot.com
- www.recicloteca.org.br
- www.rgnutri.com.br
- www.sesisp.org.br

ÍNDICE REMISSIVO

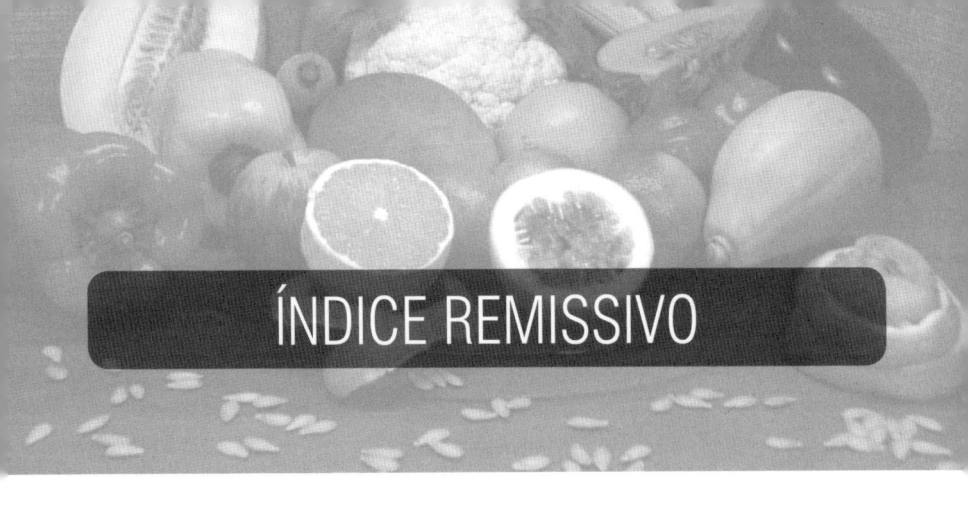

ABACAXI
    Pudim de abacaxi, 34
    Arroz tropical, 38
    Sopa agridoce, 57
    Bolo de casca de abacaxi, 64
    Chá de frutas, 69
    Coquetel de Natal, 70
    Doce de cascas de abacaxi, 71
    Doce multimistura, 76
    Docinho de abacaxi com coco, 76
    Pão doce de abacaxi, 82
    Pastel doce de abacaxi, 83
    Pudim de pão e abacaxi, 85
    Farofa com casca de abacaxi e talos, 152
    Suco vitaminado com talos de agrião, 168

ABÓBORA
    Creme de cascas de moranga, 44
    Dobradinha com cascas de abóbora, 45
    Quibe de abóbora com casca, 52
    Quiche de cascas de abóbora, 52
    Refogado de cascas de abóbora, 53
    Salada de cascas de abóbora, 55
    Salada de macarrão, 56
    Sopa de cascas, 58
    Suflê de cascas de abóbora, 59
    Bolo de cascas de abóbora com chocolate, 65

Doce de cascas de abóbora, 72
Omelete de flor de abóbora, 101
Pastelão de vegetais e folhas, 102
Sopa colorida e nutritiva, 107
Cenouras com hortelã e sementes de abóbora, 113
Pesto de salsinha com sementes, 114
Tira-gosto de sementes, 116
Biscoitos (tipo *cookies*) de sementes de abóbora, 117
Biscoitos sequilhos de sementes de abóboras, 118
Bolo de cascas de cenoura e sementes de abóbora, 118
Maçã da felicidade, 120
Paçoca multimistura, 120
Paçoca de sementes de abóbora, 121
Pão de fubá com sementes de abóbora, 121
Arroz enriquecido, 146
Torta salgada de cascas de abóbora com recheio de talos, 165

ABOBRINHA
Bifinhos de cascas de abobrinha e berinjela, 40
Sopa colorida e nutritiva, 107
Abobrinha saborosa, 125
Abobrinhas recheadas com talos de espinafre, 145

ACELGA
Bolinho de talos, folhas ou cascas, 148

AGRIÃO
Arroz colorido, 128
Arroz integral verde gratinado, 146
Bolinho de talos, folhas ou cascas, 148
Farofa de talos de agrião com farinha milho, 152
Fatias de beterraba, 153
Patê de berinjela com talos, 157
Salada de macarrão com talos, 162
Salsicha ao molho branco, 162
Suflê de talos de agrião, 164
Torta de talos, 164
Canjiquinha com talos, 167
Suco vitaminado com talos de agrião, 168

AIPIM
Croquete de casca de aipim, 44
Palmito de aipim, 49
Sopa agridoce, 57

ALCACHOFRA
    Grelhado de talos, 153

ALMEIRÃO
    Almeirão com sobras de arroz, 126
    Arroz colorido, 128
    Torta de macarrão, 136

ARROZ
    Arroz com cascas de laranja, 37
    Arroz tropical, 38
    Risoto laranja, 54
    Bolinhos de arroz com folhas, 92
    Charuto econômico, 93
    Risoto de caroços de jaca, 115
    Abobrinha saborosa, 125
    Almeirão com sobras de arroz, 126
    Almôndegas de arroz, 126
    Almôndegas de feijão, 127
    Arroz colorido, 128
    Bolinho de arroz, 129
    Bolinho de peixe, 129
    Nhoque de arroz, 132
    Risoto rico, 134
    Virado de quiabo com arroz, 137
    Arroz enriquecido, 146
    Arroz integral verde gratinado, 146
    Arroz natalino, 147
    Empadão de vegetais, 150

AVEIA
    Maçã de felicidade, 120
    Croquete de frango, 130
    Panqueca com creme de cascas de abóbora e folhas de nabo, 155
    Sopa de aveia com fubá e talos de espinafre, 163
    Suco vitaminado com talos de agrião, 168

BANANA
    Bife com cascas de banana, 41
    Cascas de banana à napolitana, 43
    Farofa de banana com casca, 46
    Farofa rica, 47

Pão de cascas de banana, 49
Tabule de cascas, 61
Bananada de cascas, 63
Bananada integral, 63
Bolo de cascas de banana, 66
Brigadeiro de cascas de banana, 68
Doce de casca de banana, 72
Doce multimistura, 76
Gelatina de banana, 78
Geleia de cascas de banana, 78
Mariola de cascas de banana, 81
Panetone de liquidificador, 82
Moqueca de peixe com massa de banana nanica verde, 131
Nuggets de massa de banana nanica verde e peixe, 133
Arroz natalino, 147

BATATA
Assado de batatas com cascas de chuchu, 38
Batata frita com casca, 40
Bolinhas de batata-doce, 41
Bolinhos de cascas de batata, 42
Sopa agridoce, 57
Tabule de cascas, 61
Sopa colorida e nutritiva, 107
Assado de purê, 128
Arroz natalino, 147
Fatias de beterraba, 153
Purê diferente, 161

BETERRABA
Suflê de cascas de beterraba, 60
Coquetel de Natal, 70
Fanta uva caseira, 77
Berinjelas refogadas com folhas de beterraba, 91
Bolinhos de folhas de beterraba, 92
Esfihas com recheio de folhas, 95
Feijoada de folhas, 98
Lasanha de panqueca rosa, 100
Panqueca verde, 102
Refogado de folhas, 105
Rocambole de folhas e talos, 105
Salada de folhas de beterraba, 106
Sopa colorida e nutritiva, 107
Suflê de folhas, 107

Torta salgada com recheio de folhas, 109
Arroz colorido, 128
Manjar de beterraba, 140
Bolinho de talos, folhas ou cascas, 148
Fatias de beterraba, 153
Ovos recheados, 154
Vinagrete de talos de beterraba, 166

BERINJELA
Bifinhos de cascas de abobrinha e berinjela, 40
Molho de cascas de berinjela, 48
Pasta de berinjela, 50
Berinjelas refogadas com folhas de beterraba, 91
Patê de berinjela com talos, 157

BRÓCOLIS
Bolinhos de folhas de brócolis, 93
Suflê de folhas, 107
Torta salgada com recheio de folhas, 109
Arroz colorido, 128
Arroz enriquecido, 146
Bolinho de talos, folhas ou cascas, 148
Estrogonofe de brócolis, 150
Falso tempurá, 151
Grelhado de talos, 153
Mugica (de frango ou peixe), 154
Pizza de talos de brócolis, 158
Canjiquinha com talos, 167
Creme verde, 168

CAJU
Carne de caju, 28
Arroz enriquecido, 146

CAMOMILA
Chá de frutas, 69
Suco de maracujá, maçã e camomila, 87

CANJICA
Canjica vitaminada, 139
Canjiquinha com talos, 167

CARNE

Barquinha de frango, 39
Carne ao creme de maracujá, 42
Moussaka de melancia, 48
Pescada com casca de mamão, 50
Rolê de frango com casca de manga, 54
Salada de macarrão, 56
Salpicão verde, 57
Charuto econômico, 93
Picadinho com caroço de jaca, 114
Abobrinha saborosa, 125
Almôndegas de arroz, 126
Almôndegas ao molho de mamão, 127
Bolinho de peixe, 129
Caldo nutritivo, 130
Croquete de frango, 130
Moqueca de peixe com massa de banana nanica verde, 131
Nuggets de massa de banana nanica verde e peixe, 133
Risoto rico, 134
Rolê de pão, 134
Torta de frango com iscas de pão, 136
Carne moída com talos, 149
Croquete de carne com talos, 149
Mugica (de frango ou peixe), 154
Pizza de talos de espinafre e sardinha, 159
Salsicha ao molho branco, 162
Canjiquinha com talos, 167

CENOURA

Barquinha de frango, 39
Fanta laranja caseira, 77
Refrescante caseiro, 86
Feijoada de folhas, 98
Sopa colorida e nutritiva, 107
Suflê de folhas, 107
Torradas revestidas com folhas de cenoura, 109
Cenouras com hortelã e semente de abóbora, 113
Bolo de cascas de cenoura e sementes de abóbora, 118
Arroz colorido, 128
Caldo nutritivo, 130
Bolinho de talos, folhas ou cascas, 148
Empadão de vegetais, 150
Farofa com cascas de abacaxi e talos, 152
Purê diferente, 161
Torta salgada de abóbora com recheio de talos, 166

CHUCHU
Assado de batatas com cascas de chuchu, 38
Assado de cascas de chuchu, 39
Farofa rica, 47
Polenta com molho verde, 51
Sopa de cascas, 58
Sopa à pizzaiolo, 59
Feijoada de folhas, 98
Panqueca verde, 102
Sopa colorida e nutritiva, 107
Caldo nutritivo, 130
Rolê de pão, 134
Bolinho de talos, folhas ou cascas, 148

COCO
Leite de coco, 33
Cocada da entrecasca da melancia, 70
Docinho de abacaxi com coco, 76
Pudim de pão, 141

COUVE
Rocambole de folhas e talos, 105
Arroz enriquecido, 146
Bolinho de talos, folhas ou cascas, 148
Mugica (de frango ou peixe), 154
Torta salgada de casca de abóbora com recheio de talos, 165
Canjiquinha com talos, 167

COUVE-FLOR
Charuto econômico, 93
Creme de folhas de couve- flor, 94
Esfihas com recheio de folhas, 95
Esfihas de folhas de couve- flor, 96
Feijoada de folhas, 98
Folhas de couve-flor gratinadas, 99
Folhas ao trigo para quibe, 101
Suflê de folhas, 107
Torta salgada com recheio de folhas, 109
Arroz colorido, 128
Bolinho de talos, folhas ou cascas, 148
Grelhado de talos, 153

ESPINAFRE
 Panqueca verde, 102
 Rocambole de folhas e talos, 105
 Arroz colorido, 128
 Abobrinhas recheadas com talos de espinafre, 145
 Arroz enriquecido, 146
 Pizza de talos de espinafre e sardinha, 159
 Sopa de aveia com fubá e talos de espinafre, 163

FEIJÃO
 Feijoada de folhas, 98
 Almôndegas de feijão, 127
 Feijão tropeiro, 131
 Doce de feijão, 140

FUBÁ
 Farofa de banana com casca, 46
 Polenta com molho verde, 51
 Farofa multimistura de folhas, 97
 Polenta nutritiva, 103
 Pão de fubá com semente de abóbora, 121
 Feijão tropeiro, 131
 Polenta com talos de salsa à putanesca, 160
 Sopa de aveia com fubá e talos de espinafre, 163

GIRASSOL, SEMENTE
 Maçã da felicidade, 120

GOIABA
 Panetone de liquidificador, 82
 Pudim de goiaba com cascas, 85

JACA
 Doce de entrecasca de jaca, 72
 Moqueca de sementes de jaca, 113
 Picadinho com caroços de jaca, 114
 Risoto de caroços de jaca, 115
 Bolo de caroços de jaca cozidos, 119
 Cuscuz de sementes de jaca, 119

LARANJA
    Bolo de laranja com casca e bagaço, 31
    Recheio de bagaço de laranja, 34
    Arroz com cascas de laranja, 37
    Risoto laranja, 54
    Bolo de laranja com casca, 68
    Chá de frutas, 69
    Doce de cascas de laranja, 73
    Fanta laranja caseira, 77
    Fanta uva caseira, 79
    Kri-kri de laranja (tangerina, limão), 80
    Refrescante caseiro, 86
    Suco de cascas de laranja, 87
    Salada de folhas de beterraba, 106
    Sopa de aveia com fubá e talos de espinafre, 163

LIMÃO
    Biscoito de cascas de limão, 64
    Fanta laranja caseira, 77
    Fanta uva caseira, 77
    Kri-kri de laranja (tangerina, limão), 80
    Refrescante caseiro, 86

MAÇÃ
    Bolo de cascas de maçã, 67
    Chá de cascas de maçã, 69
    Chá de frutas, 69
    Geleia de cascas de maçã e pêssego, 79
    Panetone de liquidificador, 82
    Suco de maracujá, maçã e camomila, 87
    Maçã da felicidade, 120

MACARRÃO
    Salada de macarrão, 56
    Torta de macarrão, 136
    Salada de macarrão com talos, 162

MARACUJÁ
    Carne ao creme de maracujá, 42
    Purê de cascas de maracujá, 51
    Salada de cascas de maracujá, 55
    Chá de frutas, 69
    Doce de cascas de maracujá, 74

Doce das entrecascas do maracujá, 75
Suco de maracujá, maçã e camomila, 87
Torta mousse da casca de maracujá, 88

MAMÃO
Ensopado de casca de mamão, 46
Pescada com cascas de mamão, 50
Doce de casca de mamão, 73
Doce multimistura, 76
Geleia de cascas de mamão, 80
Almôndegas ao molho de mamão, 127

MANGA
Rolê de frango com casca de manga, 54
Panetone de liquidificador, 82

MELANCIA
Ensopadinho de entrecasca de melancia, 45
Moussaka de melancia, 48
Salpicão verde, 57
Cocada da entrecasca da melancia, 70
Doce de polpa branca da melancia, 75
Paçoca multimistura, 120

MELÃO
Barquinha de frango, 39
Salada saborosa, 56
Geleia de casca de melão, 80
Refresco de cascas de melão, 86
Tira-gosto de sementes, 116

MEXERICA
Doce de casca de mexerica, 74

MILHO VERDE
Bolinhos de milho verde, 28
Empadão de milho, 29
Pão de milho, 30
Bolo de bagaço de milho verde, 31
Farofa de talos de agrião com farinha de milho, 152

MOSTARDA
    Arroz colorido, 128

NABO
    Feijoada de folhas, 98
    Suflê de folhas, 107
    Torta salgada com recheio de folhas, 109
    Bolinho de talos, folhas ou cascas, 148
    Panquecas com creme de talos e folhas de nabo, 155

NATA
    Bolo de nata, 139

OVO
    Omelete de flor de abóbora, 101
    Ovos recheados, 154
    Torta de talos, 164

PÃO
    Assado de cascas de chuchu, 39
    Pudim de pão e abacaxi, 85
    Feijoada de folhas, 98
    Sanduíche com folhas de repolho, 106
    Torrada revestida com folhas de cenoura, 109
    Almôndegas ao molho de mamão, 127
    Pizza fingida, 133
    Rolê de pão, 134
    Salada diferente, 135
    Torta de frango com iscas de pão, 136
    Pudim de pão, 141
    Abobrinhas recheadas com talos de espinafre, 145
    Bolo de pão com talos, 148
    Suflê de talos de agrião, 164

PEPINO
    Creme de pepino, 29
    Salada de macarrão, 56
    Tabule de cascas, 61
    Arroz natalino, 147

PÊSSEGO
   Geleia de cascas de maçã e pêssego, 79

PIMENTÃO
   Berinjelas refogadas com folhas de beterraba, 91
   Arroz integral verde gratinado, 146
   Patê de berinjela com talos, 157

QUIABO
   Virado de quiabo com arroz, 137

RABANETE
   Creme de folhas de rabanete, 95
   Quiche de folhas de rabanete com queijo, 104
   Suflê de folhas, 107
   Torta salgada com recheio de folhas, 109
   Bolinho de talos, folhas ou cascas, 148

REPOLHO
   Sanduíche com folhas de repolho, 106
   Falso tempurá, 151

SALSA
   Ensopado de cascas de mamão, 46
   Polenta com molho verde, 51
   Pesto de salsinha com sementes, 114
   Arroz integral verde gratinado, 146
   Arroz natalino, 147
   Falso tempurá, 151
   Fatias de beterraba, 153
   Mugica (de frango ou peixe), 154
   Polenta com talos de salsa à putanesca, 160
   Salsicha ao molho branco, 162
   Torta de talos, 164
   Torta salgada de cascas de abóbora com recheio de talos, 165

SALSÃO
   Caldo nutritivo, 130

SOJA
  Bife de soja, 27

TAIOBA
  Arroz enriquecido, 146
  Canjiquinha com talos, 167

TANGERINA
  Geleia de tangerina, 32
  Doce das cascas de tangerina, 75
  Kri-kri de laranja (tangerina, limão), 80
  Pavê de cascas de tangerina, 84

TOMATE
  Cascas de banana à napolitana, 43
  Dobradinha com cascas de abóbora, 45
  Farofa de banana com casca, 46
  Moussaka de melancia, 48
  Polenta com colho verde, 51
  Sopa à pizzaiolo, 59
  Pastelão de vegetais e folhas, 102
  Refogado de folhas, 105
  Picadinho com caroços de jaca, 114
  Caldo nutritivo, 130
  Risoto rico, 134
  Rolê de pão, 134
  Salada diferente, 135
  Abobrinhas recheadas com talos de espinafre, 145
  Carne moída com talos, 149
  Croquete de carne com talos, 149
  Estrogonofe de brócolis, 150
  Falso tempurá, 151
  Farofa de talos de agrião com farinha milho, 152
  Polenta com talos de salsa à putanesca, 160
  Salada de macarrão com talos, 162
  Torta de talos, 164
  Vinagrete de talos de beterraba, 166

TORANJA
  Geleia de toranja, 32